by Myriala

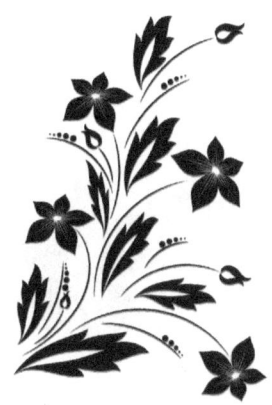

Zauberhafte Erste Hilfe

Hilfe bei Angst mit Magie und Kräuter

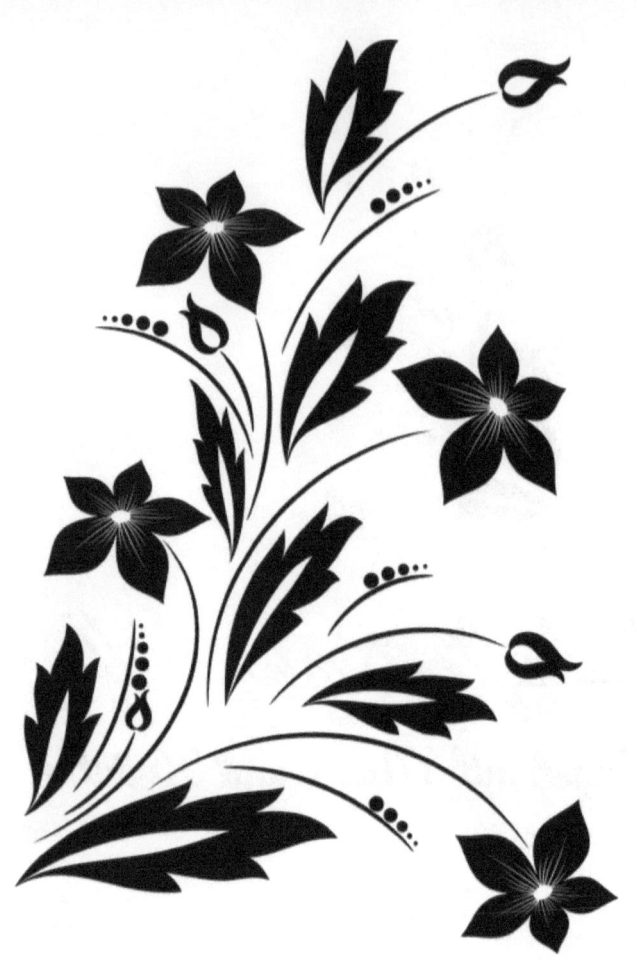

4

Erste Hilfe - im magischen Bereich und auch auf körperlich - seelischer
Ebene. Hier findet man verschiedene Hilfestellungen zu den
unterschiedlichsten Bereichen. Sei es mit Hilfe der Magie oder unter
Nutzung der unendlichen Vielfalt der Kräuter. Ob als Tee, Trank oder
äußerlich zum Auflegen. Ob man eine Räucherung bevorzugt, einen
Zauberspruch, ein Ritual oder eine Kombination. Auf diesen Seiten wird
man schnell fündig.

*Ein Geist im Haus? Negative Energien im Wohnzimmer? Auf einmal
weiß man nicht mehr, wohin mit der Angst?*

Bei Ängsten der verschiedensten Arten, aber auch bei magischen
Angriffen, sollen diese Seiten helfen. Es ist als eine Art Erste Hilfe Koffer
gedacht - die Umsetzung, was man nun daraus für sich zieht, bleibt
jedem selbst überlassen. Auch handelt der geneigte Leser
eigenverantwortlich. Was natürlich immer und in jedem Lebensbereich
der Fall sein sollte. Natürlich sollte es auch klar sein, dass bei
Problemen, Schmerzen und Unklarheiten im körperlichen als auch im
psychischen Bereich immer professionelle Hilfe einzuholen ist. Also
dann immer zum Arzt, Heilpraktiker, Therapeuten. Die Anwendung der
einzelnen Vorschläge, Tipps, Kräuter und Sprüche sind natürlich auch in
Eigenregie handzuhaben. Bei Unsicherheiten zu Kräutern, Allergien,
während einer Schwangerschaft, bitte auch immer einen Arzt zu
konsultieren. Ich bin weder Ärztin noch Heilpraktikerin und gebe nur
meine Erfahrungen und mein persönliches Wissen weiter und hoffe,
dass ich somit helfen kann. Dieses Wissen hat schon vielen Menschen
geholfen, und ich würde mich freuen, wenn ich auch hier auf die eine
oder andere Weise zur Seite stehen kann. Natürlich kann ich nicht für
einen hundertprozentigen Erfolg garantieren (aber das können Ärzte ja
auch nicht ;-)). Keine Heilungsversprechen oder konkrete Zusagen,

dass Dämonen, welcher Art auch immer, verschwinden. Jeder Mensch, jede Seele, jede Situation ist individuell. Dennoch können diese Infos eine immense Hilfe darstellen. So sei es! Blessed be - Sei gesegnet!

Myriala

Es ist mir ein Bedürfnis…

In meinen Büchern gibt es immer Zeichnungen, Abbildungen, Grafiken in Schwarz - Weiß (Liebeszauber by Myriala ausgenommen, mein erstes Buch - nur Farbfotos). Mehrfach wurde beanstandet und mir beinahe schon vorgeworfen, dass ich in meinen Büchern zu wenig Farbe und zu wenig Bilder mit einbringe - nun, dies ist auch in diesem Buch wieder der Fall und ich werde es nach wie vor beibehalten. Ich schreibe Bücher, damit sie gelesen werden. Bildchen und bunte Fotos sind natürlich schön anzusehen, aber einerseits würde der Preis für das Buch dann unweigerlich steigen (die Druckkosten für Farbe sind natürlich höher), andererseits gibt es genügend Comics und Bilderbüchlein für Menschen, die lieber schauen, als lesen :-)

Vielen Dank für das Verständnis!

"Was immer du glaubst, tun zu können,
beginne es.

Handeln enthält Magie, Anmut und Kraft."

Goethe

Hat man auf einmal das Gefühl, dass noch jemand im Raum ist? Jemand hinter einem steht? Vielleicht spätabends? Man im Schlaf beobachtet wird, obwohl man alleine ist? Auf Grund dessen hat man starke Ängste, vielleicht sogar Panikattacken? Dann kann dieses Buch helfen. Aber auch, wenn man Ängste hat, die nicht von negativen Geistwesen oder Dämonen herrühren, kann es hilfreich sein. Und wer hat nicht, das eine oder andere Mal Angst? Und in diesem Moment ist es egal, ob die Angst begründet ist, oder nicht. Ob es sich um eine Spinne im Schlafzimmer handelt, man in der Nacht undefinierbare Geräusche von draußen, oder schlimmer, von drinnen hört, und andere Personen darüber vielleicht sogar lachen und es nicht ernst nehmen. Für die Person, die in diesem Moment vielleicht sogar in eine Art Schockstarre verfällt, ist dies nicht zum Lachen.

Geht es um Zukunft- oder Existenzängste, kann man diese ebenfalls in kleinen Schritten behandeln. Man stellt sich dabei vor, was im schlimmsten Fall passieren kann.

Notiert sich das. Man schreibt man sich auf, was man alles dagegen oder besser gesagt, dafür tun kann, damit dieses Worst Case Szenario nicht eintritt. Wenn man im Job unglücklich ist und Depressionen davon bekommt, so ist es sinnvoller, sich eine andere Tätigkeit zu suchen, als depressiv sein restliches Leben sich in die Firma zu schleppen, um quälend den Tag zu überstehen, mit der einzigen Hoffnung auf das Wochenende, den Urlaub, die Rente. Das ist kein Leben, das ist ein Existieren. Eher ein Dahinvegetieren. Man muss ja auch nicht gleich alles hinwerfen, um jammernd und unglücklich ohne Geld, Wohnung und Zukunftsaussichten, nun - frei - zu sein. Gibt es etwas, was man schon immer tun wollte? Warum macht man das nicht? Ich höre eben schon von überall die Gegenstimmen ..ja, aber...ist nicht so einfach..in der heutigen Zeit...finanzielle

Unsicherheit...sicherer Job...kann doch nicht...wie soll ich...zu alt dafür..zu jung dafür...zu wenig Geld..wohne am falschen Ort..bin Single..bin kein Single..und und und. Die Liste der Gegenargumente, ich nenne sie auch gerne Ausreden, ist endlos. Man kann sich wirklich Stück für Stück überlegen, was man möchte, was passieren könnte und wie einzelne Schritte nun aussehen würden, wenn man seinen Traum in die Realität umsetzen würde. Ob man dafür eine spezielle Ausbildung benötigt, falls ja, kostet diese etwas? Gäbe es Förderungen? Könnte man es sich selbst beibringen? Und so weiter und so fort - Und mit jedem Schritt, den man auf diesem Weg beschreitet, schwindet ein klein wenig der Angst. Auch solche Ängste können lähmen.

Doch in erster Linie soll es in diesem Büchlein um akute Situationen gehen, wo man denkt, keine Luft mehr zu bekomme, sich nicht mehr bewegen kann, glaubt, dass das Herz stehen bleibt oder es jeden Moment herausspringt.

Was tun in so einer Situation? Als allererstes -
- atmen.

Die meisten Menschen halten in so einem Moment unbewusst die Luft an. Also - weiteratmen. Keine Angst, es passiert nichts. Und falls doch, ist man mit etwas Sauerstoff mehr im Blut, ein wenig besser gewappnet. Es kann allerdings auch sein, dass man zu viel atmet, also zu rasch, dann hyperventiliert man. Die Folge ist, dass es einem schwindlig wird, die Beine weich werden, man vielleicht das Gefühl hat, jeden Moment ohnmächtig zu werden. Auch hier hilft bewusstes, ruhiges und vor allem gleichmäßiges Atmen.

Panikattacke - Atmung

Langsam atmen, tief durch die Nase in den Bauch atmen (Bauchatmung), er füllt sich, dann durch den Mund wieder ausatmen. Falls man sich damit etwas schwer tut, kann man auch eine oder beide Hände auf den Bauch legen, um so zu spüren, wie er sich hebt und wieder senkt. Dies wird solange praktiziert, bis man sich wieder beruhigt hat. Bei direkter Hyperventilation atmet man in eine Papiertüte oder hält für circa 10 Sekunden die Luft an.

Bei innerer Unruhe und Anspannung kann man dies oft einfach wegatmen. Man atmet lange aus und zwar doppelt solange wie man einatmet. Mitzählen hilft. Beim Einatmen stellt man sich vor, wie helle, positive Energie in den Körper fließt und beim langsamen und tiefen Ausatmen, wie negative Energie den Körper verlässt. Durch diese tiefe und bewusste Atmung erfährt man Kraft und Energie von innen. Auch dabei kann man die Hände auf den Bauch legen, wobei die Finger abwärts, also Richtung Boden zeigen, und die Daumen nach oben, Richtung Oberkörper. Auch hier nimmt man nun wahr, wie sich die Bauchdecke beim Einatmen hebt und beim Ausatmen senkt.

Wir haben den größten Teil unserer Gefühle durch Angst ersetzt.

Paolo Coelho

Was ist eigentlich Angst?

Und warum hat sie die Macht, Menschen so enorm einzuschränken, dass ihnen im wahrsten Sinn des Wortes, die Luft wegbleibt.
Es gibt wenige Menschen, die keine Ängste haben. Ich persönlich kenne keinen Einzigen. Irgendeine Angst ist meist vorhanden.
Flugangst, Angst vor anderen Menschen, vor öffentlichen Reden, vor dem anderen Geschlecht, vor Geistern, Angst den Job zu verlieren, Angst, die falsche Berufswahl zu treffen, sich nicht entscheiden zu können, Existenzängste, Angst, vor dem Tod, vor tiefem Wasser, vor Erdbeben, Angst, dass den Kindern etwas passiert oder man selbst einen Unfall hat oder erkrankt - es ließe sich noch lange fortsetzen.
Auf Wikipedia gibt es aktuell an die 500 Ängste und Phobien und die . Liste wird permanent aktualisiert und verlängert. Es gibt nichts, was es nicht gibt. Angst vor Obst, der Zahl Vier oder dem eigenen Spiegelbild sind nun keine sehr weit verbreiteten Ängste. Oder die Nomophobie, eine Angst, welche eher in der Neuzeit anzusiedeln ist. Sie bedeutet, dass man Angst davor hat, ohne Mobiltelefonkontakt zu sein.

*Nomophobie ist ein Kofferwort aus dem englischsprachigen Raum und eine geprägte Abkürzung für „**No-Mo**bile-**Pho**ne-Pho**bia**", wörtlich „Kein-Mobiltelefon-Angst". Als Nomophobie bezeichnet man die (Trennungs-)Angst, ohne Mobiltelefon unerreichbar für soziale und geschäftliche Kontakte zu sein. Die Gründe für eine solche Unerreichbarkeit können von Verlust über Beschädigung bis hin zu einem leeren Akku vielfältig sein. Die meisten Betroffenen finden sich in der Altersgruppe 18 bis 25 Jahre. Die Nomophobie ist eine Begleiterscheinung der Handyabhängigkeit. - Auszug aus Wikipedia*

Dennoch gibt es vieler der außergewöhnlichen Ängste. Und damit Menschen, die sich damit extrem schwer tun.

Hat man in seinem Leben schon einige Situationen erfahren, denen man oft hilflos ausgesetzt war, entwickelt der Mensch oft das Bedürfnis, alles kontrollieren zu wollen. Er möchte den Widrigkeiten des Lebens nicht mehr schutzlos ausgeliefert sein. Je öfter eine Person Ängsten verschiedenster Art ausgesetzt war, umso bereitwilliger werden unterschiedliche Verhaltensweisen entwickelt. Dies erfolgt in den seltensten Fällen bewusst.
Passive Typen werden depressiv = erlernte Hilflosigkeit. Diese Menschen scheint es nicht machbar, das Leben "unter Kontrolle", in den Griff zu bekommen.

Nach Edmund J. Bourne (Ängste und Phobien) gibt es vier Strategien:
Loslassen
Geduld
Vertrauen
Spirituelle Betrachtung

Das Leben ist ein Fluss. Wer immer und stetig festhält und nie loslässt wird auf Dauer untergehen. Man sollte lernen, vieles nicht mehr zu eng zu sehen. Beim *Loslassen* geht es in erster Linie um alte, oft negative, Verhaltensweisen. Aber nicht selten auch um Materielles. Entrümpeln oder der legendäre Frühjahrsputz können da schon helfen. Hält man jedoch über Jahre hinweg auf einer einmal vorgefassten Ansicht fest, kann es sein, dass man selbst starr und steif im Denken wird. Meinungen sollten stetig überprüft werden und wenn möglich, sollte dies geschehen, ohne dass man bewertet. Für mich persönlich war das Loslassen lange Zeit eine der schwersten Aufgaben in meinem Leben. Doch man kann alles lernen. Selbst ich, und selbst diese Aufgabe.

Dazu gehört natürlich auch *Geduld*. Auch ein Wort, dass ich lange nicht schreiben konnte. Bei mir musste immer alles rasch geschehen. Am besten auf der Stelle und noch lieber, schon vorgestern. Auch eine Lernerfahrung. Was benötigt man, um geduldiger zu werden? Geduld? Ist das nicht ein Widerspruch in sich? Es ist ein Vorgang, welcher in der

Tat langsam Schritt für Schritt erfolgt. Doch gerade wenn man ein Problem hat, möchte man dieses ja sofort lösen. Und es nicht vor sich herschieben. Das hat nun aber auch nichts mit Verdrängen zu tun. Man akzeptiert die aktuelle Situation, setzt Taten und wartet. Oft ist weniger mehr. Sehr oft lösen sich Verstrickungen von selbst, wenn man ihnen nur etwas Zeit lässt. Es aussitzt. Ein Ding der Unmöglichkeit, wie ich damals meinte. Doch ich schaffte auch dies. Es war nicht einfach, und natürlich gibt es auch heute noch Momente, wo ich mir denke, dass ich das Ergebnis sofort sehen möchte, jedoch wurde auch dies von Grund auf verändert. Wenn etwas nicht sofort lösbar ist, dann vielleicht in einigen Stunden, Tagen, Wochen oder sogar Monaten. Was sollte man dafür auch haben?

Vertrauen. Viele Menschen haben viele Ängste. Und 80 Prozent der Ängste treten nie ein. Man macht sich also unnötig das Leben schwer. Nicht mit Absicht natürlich. Dennoch eine Tatsache. Was wäre wenn..Option - nur, dass man diese Ängste oft so verinnerlicht hat, dass man denkt, dass dies auf jeden Fall eintritt. Die Erwartungshaltung steigt, so oder so. Und meist kommt es dann ganz anders. Egal, wie es kommt, man kann darauf vertrauen, dass man etwas davon hat. Entweder sofort etwas Positives oder man lernt an Erfahrung dazu und erkennt im Nachhinein, was das Positive daran war. Aber wie gesagt, die meisten Sorgen sind unbegründet und der Rest löst sich gerne von alleine auf.

Durch die *spirituelle Betrachtung* des eigenen Lebens kann man neue Erkenntnisse erhalten. Dadurch kann man einerseits die Probleme an eine "höhere" Macht abgeben, ohne die Verantwortung mitabgeben zu wollen oder können, und andererseits kann man sich sagen, dass alles einen Sinn ergibt. Dass nichts zufällig geschieht. Sei es wegen Karma, oder um daraus zu lernen.

Ein sehr wichtiger Punkt ist Humor. Ich hatte im Nachhinein schon einige Male über Angstsituationen gelacht. Nicht in der akuten Situation, aber zumindest danach. Es macht dann auch vieles leichter, man wird lockerer. Mit Humor geht ja doch vieles um einiges leichter. Einfach mal über sich selbst lachen.

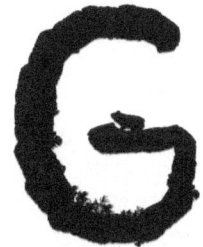

Geister vertreiben - Volksmagie

Stirbt ein Mensch im Haus, sollte man nach irischem Brauch alle Spiegel im Haus verhängen. So kann sich die Seele nicht darin verfangen. Da die Seele sich nach dem Tod vom Körper gelöst hat, kann es sein, dass sie noch etwas verwirrt ist und nicht weiß, wo sie hin muss. Damit sie gleich aus dem Haus kann, sollte man die Fenster öffnen, um der Seele den Übergang zu erleichtern.

Die Tage zwischen den Zeiten, zwischen den Jahren, also die Rauhnächte, werden oft auch dazu genutzt, um böse Geister zu vertreiben. Im Hexentum beginnt man mit dem Räuchern am 21. Dezember, nach den christlichen Werten jedoch erst am 25.12. Anhänger des alten Weges (Hexentum) nutzen diese Zeit jedoch nicht nur zum Ausräuchern von negativen Energien, sondern auch, um sich für Vergangenes zu bedanken und ebenfalls, um sich Künftiges zu wünschen. Man schafft auch Platz für Neues.

Viel seltener als angenommen wird man schwarzmagisch angegriffen. Einige Symptome wären immer wiederkehrende Albträume, ungewöhnliche, plötzliche Geräusche, ungewohnte Temperaturschwankungen, es wird auf einmal kalt, die Nackenhaare stellen sich auf, man fröstelt, es läuft einem kalt den Rücken runter, hat oft auch das Gefühl, dass jemand hinter einem steht. Dies könnten natürlich auch alles Anzeichen dafür sein, dass Geistwesen im selben Raum anwesend sind. (Von konkreten Schutzzauber handelt das Buch "Schutzzauber" von Myriala).

Es kann aber auch sein, dass man im Moment unter starker Anspannung und Stress steht. Nun nicht, weil man Dämonen im Haus vermutet, sondern aus anderen Gründen, und auch dies könnte einige der Symptome auslösen. (Natürlich kann auch die Annahme, dass Geister in der Wohnung sind, enormen Stress und große Ängste auslösen - was ja eigentlich auch Hauptthema dieses Buches ist). Ein ziemlich sicherer Anhaltspunkt, dass negative Energien in der Wohnung sind, und man das Glück hat, eine Katze zu haben, ist, wenn die Katze den Raum verlässt. Mit gesträubtem Fell, fauchend, hinaus laufend. Oder sie bleibt kauernd in einer Ecke sitzen, mit angelegten Ohren, knurrend, bereit um jederzeit loszusprinten. Oder sie versteckt sich, ohne eine ersichtlichen Grund und kommt nicht und nicht mehr aus ihrem Versteck.

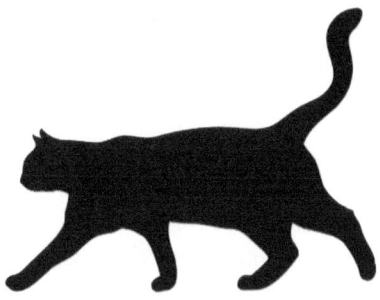

Der Vierbeiner kann auch den Raum verlassen, wenn der Katzenbesitzer selbst schlecht drauf ist und es ihm nicht gut geht. Doch in der Norm kommen die Katzen dann zu ihm. Katzen können Negativenergie transformieren. Sie liegen auch gerne an Plätzen, die auf einer Wasser- oder Erdader beruhen oder auf einer Kreuzung dieser Adern. Wenn es jemandem nicht gut geht und er sich traurig, ängstlich und mutlos fühlt, und er in diesem Zustand eine Katze streichelt, nimmt die Katze die schlechte Energie auf. Der streichelnde Mensch gibt die schlechte Energie auf, dadurch geht es ihm besser. Die Katze nimmt sie auf, auch ihr geht es dadurch besser. Es schadet ihr nicht, im Gegenteil. Dass die Katze immer gut behandelt wird, ist natürlich eine Selbstverständlichkeit und sollte nun nicht extra erwähnt werden. An dieser Stelle nur nochmal zur Sicherheit und um eventuelle Missverständnisse diesbezüglich auf der Stelle auszuräumen. Man sollte der Katze nun also nichts Böses antun, in der Meinung, dass es ihr gut tut. Nur die, vom Menschen kommenden negativen Energien, werden umgewandelt.

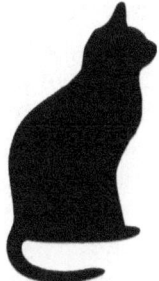

Wenn eine Katze interessiert auf eine bestimmte Stelle starrt, aber keine Anzeichen von Furcht zeigt, so ist auch ein Besuch von der anderen

Seite im Raum. Allerdings eine Energie aus der Anderswelt, die nichts Böses im Sinn hat und auch keine negative Ausstrahlung hat. Entweder ein verstorbenes Familienmitglied, ein ehemaliger Freund oder Bekannter, oder auch jemand oder etwas ganz anderes. Jedoch muss man sich dann aber definitiv keine Sorgen machen. Er, sie oder es, ist einem wohlgesonnen.

Kritisch wird es, wenn Katze und Hund, wie auf Kommando das Zimmer unter Heulen und mit eingezogenem Schwanz und aufgestelltem Fell in Rekordzeit so verlassen, dass sie sich beinahe überschlagen. Dann hat man ein Problem.

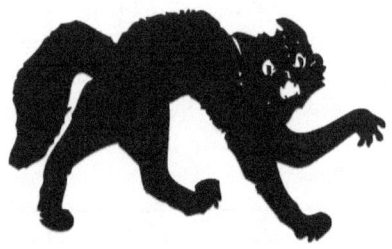

Welche negative Energien gibt es?

Die Anzahl ist vielfältig. Geister, Dämonen, Energien von Verstorbenen, Energien von Lebenden und auch bei den Geistwesen kann man noch unterteilen in jene, die vielleicht einfach nicht "heim", also ins Licht finden, andere, die noch etwas zu erledigen haben, wieder andere, die einfach hier bleiben möchten und all diese haben natürlich auch alle unterschiedliche Energien. Es kann auch sein, dass man einfach vom Einkaufen, etwas mit nach Hause gebracht hat. Also, negative Energien. Meist handelt es sich hier jedoch nur um Verschmutzungen der Aura, welche man leicht selbst beseitigen und entfernen kann. Überall, wo man auf andere Menschen trifft, wird man von ihnen etwas mitnehmen. Gerade dann, wenn es einem selbst nicht besonders gut geht und man sich müde und ausgelaugt fühlt. Manche Energien machen sich das zunutze und wechseln dann oft einfach den Wirt. Eine Person, der es gut geht, kann man die Energie nicht so leicht abziehen und anzapfen, als einem Menschen, der sich im Moment gerade Sorgen um etwas macht oder dem es vielleicht auch gesundheitlich nicht gut geht. Dann gibt es dadurch noch eine zusätzlichen Aspekt und der Person geht es dadurch noch schlechter.

Die einfachste Möglichkeit, um Negatives loszuwerden (wenn es sich dabei um leicht zu entfernende Energien handelt), ist, sich die Hände zu waschen. Einfach und effektiv. Hat man gerade keine Möglichkeit dazu, dann schüttelt man die Hände, als ob man sie trocknen, Wasser abschütteln möchte. Eine Dusche zuhause ist natürlich auch immer eine Option. Dabei stellt man sich vor, wie alles Negative mit dem Wasser abgewaschen wird. Zusätzlich visualisiert man im Anschluss, dass aus dem Brausekopf ein strahlendes Licht kommt, dass die restliche negative Energie fort schwemmt. Gefolgt von glitzernden Lichtpartikel, die nun unsichtbar am Körper haften bleiben und vor weiterem Schaden bewahren und schützen.

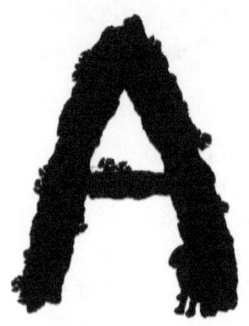

Aurareinigung

Man kann es von einem Profi durchführen lassen oder es auch ganz leicht selbst machen. Eine der einfachsten Varianten ist, wenn man sich vorstellt (falls man die Aura nicht sehen oder spüren sollte, vor allem bei sich selbst), dass man von einer Art Hülle umgeben ist. Welche, je näher am Körper, umso dichter ist. je weiter sie sich vom Körper ausdehnt, lichter wird. Vielleicht schaffen das auch nicht alle, aber einen Versuch ist es allemal wert. In dieser Aura gibt es nun einige dunkle Stellen, welche eben diese, oben erwähnten, negativen Energien darstellen. Nun stellt man sich ein geeignetes Mittel der Reinigung vor. Und dies muss nun nichts extra kompliziertes sein. Im Gegenteil, je einfach, desto effektiver. Gerne benutze ich dafür einen mentalen Radiergummi, noch lieber einen Schwamm. Jetzt stellt man sich einfach vor, wie der Schwamm, die dunklen Flecken einfach wegwischen. Ja, das ist schon alles! Und das soll funktionieren? Hört sich vielleicht nun extra leicht an. Aber man spürt sofort den Unterschied. Spätestens in den Folgestunden. Es ist, als wäre eine Last abgefallen und so ist es ja auch. Hier spreche ich nun aber, wie bereits erwähnt, von den Energien, welche uns von anderen Menschen anhaften. Bei starken, gesundheitlichen Problemen, welche auch dunkle oder verzerrte Stellen hinterlassen können, hilft diese Methode nur bedingt. Auch bei direkten Besetzungen von negativen Geistwesen, welche oft sehr hartnäckig sein können, hilft es nicht direkt. Man kann die schwarzen Stellen, welche von ihnen verursacht wurden, zwar sogar oft zum Verschwinden bringen, jedoch sind etliche von diesen Negativwesen ja nun auch nicht die Dümmsten. Manche von ihnen verstecken sich derweil (fragt mich nun aber bitte nicht wo..), und sobald die Reinigungsaktion vorüber ist, sind sie wieder da. Heißt, man sollte eine Aurareinigung öfter durchführen. Auch Süchte oder negatives Verhalten kann so immens gebessert werden. Zumindest für einen gewissen Zeitraum. Direkte Besetzungen fallen unter das Thema Exorzismus (bedeutet einfach Beseitigung von negativen Fremdenergien, es muss nicht immer gleich Satan oder der Teufel sein).

Man kann sich auch goldenes Licht anstelle des Schwamms vorstellen oder auch Erzengel Michael oder Raphael um Unterstützung dabei bitten.

So könnte eine verunreinigte Aura aussehen.

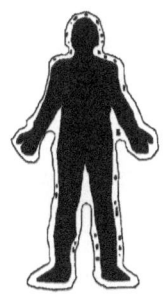

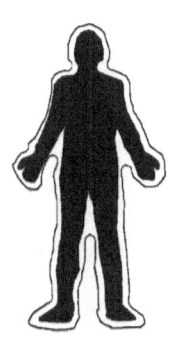

Die meisten dunklen Stellen finden sich im übrigen im Kopfbereich (Scheitel-, Kronenchakra). Bei allen Menschen. Flecken an anderen Stellen könnten in diesem Bereich auf gesundheitliche Probleme hinweisen.Im Vergleich eine Zeichnung ohne negative Energien in der Aura. Aber dass eine Person, auch nach einer Aurareinigung, absolut ohne dunkle Flecken ist, kommt so gut wie nie vor. Irgendetwas gibt es immer, dass man nie ganz weg bekommt. Aber kein Vergleich, zu einem mit negativen besetzten Aurafeld.

Daher würde ich jedem Menschen ohnehin zu öfterer Aurareinigung raten, welche ja auch wie von Zauberhand, rasch und leicht, selbst durchzuführen ist.

Eine andere Möglichkeit wäre, wenn man Erzengel Michael um Unterstützung und Schutz bittet. Auch er hat die Fähigkeit mit seinem blauen Licht und dem Schwert das Aurafeld zu reinigen und zu schützen. Ebenso kann Meister Saint Germain mittels Transformation mit der violetten Flamme Negatives aus der Aura entfernen.

Regelmäßige Reinigung der Aura und auch Schutz vor neuer Negativität sind wirklich sehr wichtig. Heilsteine können dabei auch unterstützen. Entweder in der Hosentasche oder auch als Schmuck verarbeitet, als Armband oder Halskette, haben die entsprechenden Heilsteine eine kraftvolle Wirkung auf das eigene Energie- und Aurenfeld.

Reinigung mit Heilsteinen

Es gibt viele Arten von Heilsteinen, welche auf die unterschiedlichsten Arten wirken, schützen, reinigen, helfen. Benötigt man gezielt Steine, für spezielle Situationen, welche bestimmte Aufgaben erledigen sollen, sollte man den betreffenden Stein nach Möglichkeit selbst auswählen. Dass man ihn also direkt in die Hand nimmt und fühlt. Der richtige Stein macht sich bemerkbar, welcher der künftige Begleiter sein wird. Man wählt intuitiv immer den richtigen Stein aus, selbst wenn er nach einem Lehrbuch oder einer Liste gar nicht dafür vorgesehen oder angeführt ist. Aber jene Steine, die sich ihren Träger aussuchen, die passen immer.

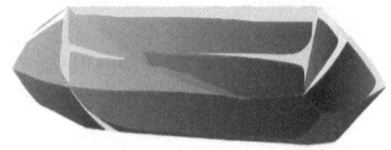

Folgend jedoch dennoch einige Heilsteine, die für ihre besonderen Eigenschaften bezüglich Reinigung, Entfernung negativer Energien und auch als Schutz bekannt sind.

Der *Hämatit* hilft negative Energien abfließen zu lassen, beschützt den Träger und wirkt erdend. Die schwarzen *Obsidiane, Turmaline* und auch der *Onyx* verbinden den Träger ebenfalls mit Mutter Erde, dadurch erhält man neue Energien. Negative Energie wird gereinigt. Doch sie lösen Negatives nicht nur, sie halten sie auch fern, vor allem, wenn man die Steine als Amulett bei sich trägt. Der *Rosenquarz* ist für seine ausgleichende und harmonisierende Kraft bekannt. Er ist der Stein der Liebe. Warum wird er an dieser Stelle erwähnt? Weil neben diesem Quarz keine negative Energie lange bestehen kann.
Bei Verwirrtheit bzw. wenn man keinen klaren Gedanken mehr fassen kann, ist ein *Bergkristall* hilfreich. Er klärt, reinigt und kann auch in Verbindung mit anderen Edelsteinen eingesetzt werden. Der *Amethyst* (einer meiner Lieblingssteine) befreit von negativen Einflüssen und löst energetische Blockaden. Der Stein der Wahrheit, wie das *Tigerauge* auch genannt wird, verbindet den Träger mit einem höheren Energielevel seiner ganz persönlichen Wahrheit. Dadurch wird vieles offensichtlicher und klarer. Zudem klärt und reinigt der Stein auch die Aura des Trägers.

Tipp

Bei Unsicherheit, innerer Anspannung und Ängstlichkeit trägt man auf Höhe des Hals - Chakras einen klaren Quarz. Er sollte direkt auf der Haut getragen werden. Der Quarz stärkt die Zuversicht und löst Anspannungen. Sollte eine Entscheidung anstehen, kann er auch hier behilflich sein. Man berührt den Stein und bittet mental um Hilfe.

Duft gegen Spuk

Geistervertreibung durch Pflanzen. Lavendel, Minze und Salbei mögen Geistwesen nicht. Auch keine andere sehr intensiv duftende Pflanzen. Dabei auch immer auf die eigenen Vorlieben und eventuelle Allergien achten. Was nützt dann die schönste Harmonie, wenn man es im Anschluss vor lauter Kopfschmerzen nicht mehr aushält.

Alant/Sonnenwurz

wird gegen Negatives und böse Geister eingesetzt, zudem wirkt es reinigend und stimmungsaufhellend.

Angelika/Engelwurz

Sie hilft Verstorbene ins Licht zu gehen. Poltergeister können damit sanft auf die andere Seite, zu den Engeln, geführt werden. Die Engelwurz reinigt, schützt und schenkt Geborgenheit und Vertrauen.

Drachenblut

ist ein kraftvolles Räucherharz, welches sehr effektiv gegen starke dämonische Kräfte eingesetzt werden kann.

Drachenblut gemeinsam mit Teufelskralle, Teufelsdreck, Weihrauch und Sandelholz sind eine enorm starke Kombination als Räucherwerk gegen mächtige, negative Wesen aus der Anderswelt.

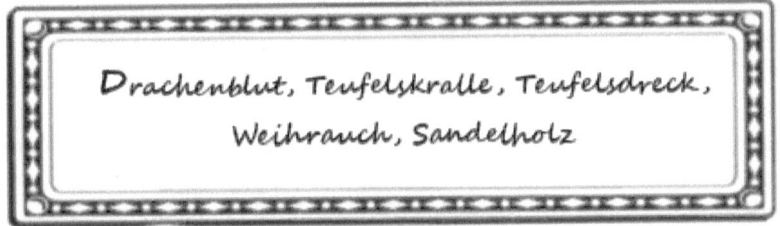

Drachenblut, Teufelskralle, Teufelsdreck, Weihrauch, Sandelholz

Elemi

Ein zu Unrecht vielleicht nicht ganz so bekanntes, pastöses Harz, welches die Eigenschaft besitzt, negative Energien zu vertreiben. Gerne wird es auch verwendet, wenn man Besuch hatte (von Bekannten, Nachbarn usw), welche ihre schlechten Energien in der Wohnung zurückgelassen hatten.

Iriswurzel

Schützt vor negativen und bösen Wesen.

Kiefer

vertreibt Negatives wirksam, reinigt und schützt.

Rosmarin

ist neben Drachenblut eines der wenigen Pflanzen, die hilft, wenn ein schwarzmagischer Zauber daneben gegangen ist. Da Rosmarinöl ein sehr starkes Öl ist, sollten es Schwangere und Kinder in keiner Form anwenden. Auch wenn man einen hohen Blutdruck hat, ist davon abzuraten. Rosmarinöl hat die Fähigkeit schwarze Magie zu neutralisieren. Ob man nun selbst einen schwarzmagischen Zauber versucht hat, oder angegriffen wurde, dieses Öl wirkt dagegen. Dabei ist es unerheblich, auf welche Art man angegriffen wurde - oft reicht schon ein böser Blick, ein falsches Wort. Nicht immer sind es die mächtigen Schwarzmagier, die einen magisch verfluchen, im Gegenteil, in der Norm kommt dies viel seltener vor, als man glaubt. Es kann vorkommen, dass eine Person zur anderen sagt - ich verfluche dich - auch, oder gerade in solchen Fällen wird durch Rosmarin das Gesagte aufgehoben. Dabei muss es nicht unbedingt in dieser Form ausgesprochen werden. Mimik, Gesten, Sprüche, magische Öl- oder Räuchermischungen, Gerüchte, dies alles kann dadurch unterbunden und wieder ausbalanciert werden.

Teebaum

Teebaumöl hilft um Negatives loszuwerden. Es reinigt zudem die Aura und unterstützt, wenn andere Menschen einem etwas Böses anhaben möchten.

Weihrauch eignet sich besonders gut, um böse Geister zu vertreiben. Achtung - Asthmatiker sollten hier bitte besonders acht geben.

Ebenso eignet sich der liebliche Duft von Rosenöl oder auch der frische Zitronengeruch dazu, um unerwünschte Besucher fernzuhalten.

Besagte Düfte kann man entweder als Räucherung einsetzen, mittels Diffuser, als direkte Pflanzen, oder auch mit Hilfe von Räucherstäbchen und - kegel. Dabei immer darauf achten, dass es sich dabei um 100 prozentige naturreine Stoffe handelt. Ist das nicht der Fall, hilft es einerseits nicht wirklich (da es sich dann meist um künstlich hergestellte Produkte/Gerüche handelt) gegen negative Energien, andererseits läuft man dadurch extra Gefahr, sich körperliche Beschwerden einzuhandeln (Kopfschmerzen, Atemprobleme, Ausschläge, Übelkeit usw.).

Energie-Erkennung

Wie kann man erkennen, welche Energien in unserem Zuhause vorhanden sind? Falls es nicht offensichtlich ist, gerade überall rosarote Herzchen herumschwirren oder gerade ein Streit stattgefunden hat, man ein etwas seltsames Gefühl hat, aber nicht weiß, wie man es zuordnen kann, so kann man es auch auf folgende Weise feststellen.

Ein Glas Wasser, circa zu einem Drittel befüllt auf einen kleinen Untersetzer oder noch besser, einen kleinen Teller stellen. Nun fügt man 2 EL Salz hinzu. Das Glas wird nun für 7 Tage in dem Raum aufgestellt, wo man die negativen Energien vermutet. Nach dieser Woche (und auch schon in den Tagen zuvor), sieht man sich das Glas und vor allem das Salz darin an. Hat es sich am Boden abgelagert, gibt es keine negativen Energien. Steigt das Salz jedoch hoch, so ist Negatives vorhanden. Das Salz reinigt diese Energien. Nun wird das Salz entsorgt, wobei man es nicht mit bloßen Händen berühren sollte. Am besten wäre es, wenn man sich dafür kurz Handschuhe überstreift. Würde man mit diesem kontaminierten Salz in Berührung kommen, würden sich die negativen Energien an den Körper klammern. Wenn möglich, das Glas einfach draußen ausleeren und danach unter fließendem Wasser ausspülen (dies kann man dann natürlich wieder im Haus machen). So bringt man die negativen Energien also einfach aus dem Haus. Das restliche Salz, welches abgespült wird, wird durch das Wasser transformiert. Jedoch alles gleich in die Spüle zu schütten, wäre zu viel des "Guten".

Negative Energien müssen allerdings nicht unbedingt von Geistwesen stammen, sie können durchaus auch von einem Besuch herrühren. Da kann es ohne weiteres sein, dass der nette Nachbar oder die gute Bekannte auf einmal das Salz zum hochschweben bringt. Ist jedoch kein Besuch zu Gast und das Wasserglas ist immer voll mit Salz, welches aufgestiegen ist, so ist nun unsichtbarer Besuch im Haus. Zur Kontrolle oder zur Sicherheit, kann man das Salzwasserglas auch jede Woche aufstellen. Oder man stelle in jedem Raum ein Glas auf. Sogar auf ein Telefongespräch kann das Salz im Wasser reagieren.

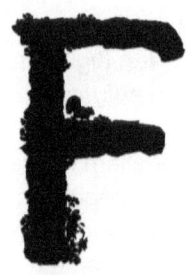

Furcht

Baldrian

Es ist allgemein bekannt, dass Baldrian der Entspannung und zum Ausgleich dient. Ursprünglich entstand dieser Gedanke, in der Form des Wachstums der Pflanze. Sie wuchs und wächst, wenn ihr genügend Platz zur Verfügung steht, kreisförmig in alle vier Himmelsrichtungen. Dadurch erhalten die Wurzeln ein kreisrundes Energiefeld. Die Information des Kreises, welche Ecken und Kanten glättet, sollte auch

Ecken, Kanten, Unförmigkeiten und Spitzen im Denken und Handeln ausgleichen. Das daraus gewonnene Öl, gilt, wenn die Pflanze äußerst sorgfältig behandelt und angebaut wurde, als sehr wertvoll und wirksam. Öl, Tinktur und Tee, welche aus dem Wurzelstock gewonnen wurde, galten als wirksames Heilmittel bei Migräne, Kopfwunden, Gehirnerkrankungen und auch nach Schlaganfällen und Nervenzusammenbrüchen. Ebenso wurde die "Droge der Helden", wie sie von Römern genannt wurde, bei Angstzuständen eingesetzt, um wieder Ordnung in das System von Körper, Geist und Seele zu bringen. Soldaten nahmen es damals zur Beruhigung nach einem Kriegseinsatz zu sich, um wieder in einen normalen Alltag zurückkehren zu können. Baldrian hat zudem die Fähigkeit alte Glaubenssätze und Ansichten in neue Verhaltensweisen umzuwandeln, sowie Gedanken zu neuem Denken zu transformieren.

Ein weiterer Name dieser Pflanze ist "Meister des Gehirns". Es hilft bei Krämpfen, unterstützt bei Schlafstörungen (Einschlafen, Durchschlafen), bei nervöser Unruhe, aber auch bei Bettnässen, Schmerzen im Allgemeinen, Übelkeit, Beschwerden während der Menstruation und mildert die Entzugserscheinungen, wenn man sich von der Alkohol - und Drogensucht löst.
Bei den geistigen und emotionalen Aspekten mildert es Prüfungsängste, Liebeskummer, Konzentrationsstörungen. Baldrian hilft weiters bei Überarbeitung und Stress, in dem Ausmaße, als würde man eine tröstende, menschliche Umarmung erhalten. Es beruhigt, gleich die Psyche aus und unterstützt bei starken Angstzuständen. Selbst bei hysterisch bedingten Ohnmachts- und Schwächezuständen hilft es dem Körper und dem Geist. In stark belastenden Lebensumständen schenkt dieses Kraut wieder Kraft und Mut. Man schöpft wieder Hoffnung und sieht wieder Licht am Ende des Tunnels. Der Verstand wird durch Baldrian mit den Gefühlen im positiven Sinn verbunden.

Es fördert die Einsicht.

Manche Menschen sind nach dem Teetrinken aufgedreht und geistig und/oder körperlich aktiver. Dies ist eher bei älteren Menschen der Fall. Sie werden dadurch regelrecht aufgeweckt. Neue, kreative Gedanken möchten nun umgesetzt werden. Andererseits tritt bei Menschen, die ununterbrochen neue Ideen haben, durch die Wirkung des Baldrians, eine Entspannung im Gehirn ein. Durch das sanfte Abstoppen des Gedankenkarussells kann durch die neu gewonnene Ruhe eine neue Ordnung geschaffen werden.

Vers aus einem mittelalterlichen Kräuterbuch:

Der Baldrian erwärmt/ eröffnet und macht dünn/ Treibt Gift/ Schweiß/

Harn/ und dient den Augen mit Gewinn/…

Baldrian galt damals sogar als Mittel gegen die Pest.

Zitat: *„Trinket Baldrian so kommt ihr alle davon".*

Da der Baldrian, auch Hexenkraut genannt, einen sehr intensiven Eigengeruch hat (weshalb man es auch nicht räuchern sollte, zumindest nicht als alleinigen Räucherstoff), wurde es schon seit jeher als Schutz vor dem Bösen gesehen. Ein Zuviel kann Kopfschmerzen und innere Unruhe auslösen. Damals wurde es in so einem Fall auch als Räucherwerk oder als Amulett eingesetzt.

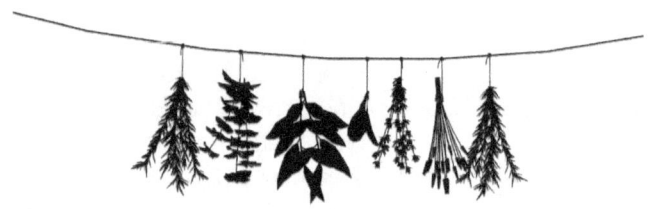

Nach dem Motto:

"Baldrian, Dost und Dill, kann die Hex' nicht wie sie will".

In der Volksheilkunde gab man damals Kühe nach dem Kalben Baldrianwasser zu trinken, um sie zu stärken und sie gegen das Böse zu schützen. Auch ein im Haus, im Zimmer, aufgehängter Baldrianbusch sollte sich bewegen, sobald eine Hexe den Raum betrat. Heutzutage wird eine Räucherung mit Baldrian bevorzugt zur Geisteraustreibung verwendet. Und manche Hexen tragen in heutigen Zeiten auch noch ein Stück einer Baldrianwurzel bei sich, um sich zusätzlich vor Verzauberungen zu schützen.

Baldrian nennt man auch Katzenkraut, weil sein Geruch auf Katzen stark anziehend wirkt.

Zubereitung eines Baldriantees (Beruhigung):

Zwei Teelöffel der gemahlenen Baldrianwurzel mit einem halben Liter Wasser kurz aufkochen lassen. Oder die Wurzel mit kochendem Wasser übergießen und zugedeckt 10 Minuten ziehen lassen. Für circa vier Wochen täglich eine Tasse trinken. Danach pausiert man für 4 Wochen.

Ein Vollbad mit Baldrian wirkt ebenfalls sehr beruhigend.

Basilikum

Wirkt gegen Angst und Mutlosigkeit und fördert zudem die Harmonie in und außerhalb der Liebe. Außerdem stärkt es die Nerven, ist krampflösend und entzündungshemmend. Im magischen Bereich reinigt und schützt es.

Beifuß

Unterstützt und hilft, wenn man traurig ist. Um in Kontakt mit verstorbenen Familienmitgliedern zu treten (Ahnenkontakt), wird Beifuß zusammen mit Wacholder verwendet.

Gefleckte Gauklerblume

Tapferkeitsblüte: wenn man sehr ängstlich und schüchtern ist. Bachblütennummer 20.

Ihr lateinischer Name Mimulus kommt nicht von ungefähr. Man erinnert sich sofort an eine Mimose. Und diese Pflanze reagiert auch ähnlich. Bei einer Erschütterung klappt sie sofort ihre Blätter zusammen. Ähnlich wie ein empfindsamer Mensch, welcher bei einer seelischen Erschütterung, sich ebenfalls verschließt. Auch diese Menschen nennt man Mimosen. Diese Bachblüte ist für Personen, welche schwer Entscheidungen treffen, sie wieder und wieder aufschieben und somit auch nicht ihr Potenzial voll ausleben können.

Sie haben Angst vor Unfällen, Krankheiten, Spritzen, Schmerzen, Spinnen, dem Alleinsein, der Dunkelheit. Die Betroffenen leiden in aller Stille heimlich. Selten dringt ein Sterbenswörtchen nach außen. Tun sie es dennoch, merkt man rasch, dass sie, wenn sie im negativen Mimulus Zustand sind, dass sie mehrere Ängste haben.
Auch für Kinder, die außerhalb ihres gewohnten Umfelds, ihrer Familie, sich schwer tun, ist die Pflanze gut geeignet. Sie fürchten sich alleine zu sein, gleichzeitig hat man aber auch Angst vor fremden Menschen und Gesellschaft im Allgemeinen. Dort fühlt man sich rasch eingeschüchtert und überfordert, reagiert übervorsichtig und glaubt, dass vieles schwieriger ist, als es wirklich ist. Vor irgendwas haben diese Personen immer Angst. Ihre Ängste sind oft konkret, aber meist nicht hochakut.

Doch Mimulus Menschen sind in der Tat äußerst feinfühlig und vermeiden deshalb gerne Lärm, grelles Licht, sowie große Menschenansammlungen und Hektik. Sie brauchen definitiv mehr Ruhe und Erholung als andere Menschen. Haben sie diese nicht, kann es sich bei diesem Typ in Migräne, Magenschmerzen und auch in chronischen Blasenentzündungen auswirken.

Mimulus wächst bevorzugt am Wasser. Bekannterweise steht Wasser auch für die Gefühlsebene. Man sagt Menschen, bei denen rasch die Tränen fließen, auch nach, dass sie nah am Wasser gebaut sind.

Mimulus hilft Menschen, die sehr licht-, lärmempfindlich und gefühlsbetont sind, unter Migräne leiden, Ängste haben, welche sie definieren können, meist zartgliedrig und zierlich sind und öfter Auszeiten und Ruhe benötigen.

Ich wage es - ist die positive Entwicklung dazu. Damit kann man über seine Ängste hinauswachsen.

Geißblatt

Vergangenheitsblüte: wenn man Erlebnisse aus der Vergangenheit nicht verarbeiten kann. Bachblütennummer 16.

Schon bei den Kelten wurden Sterbende von Geißblattblüten und -blättern geschmückt, damit die Ahnen sie bei ihrer Ankunft willkommen heißen. Die Pflanze gilt schon als jeher als Verbindungsglied zwischen der Welt der Lebenden und der Welt der Toten und als Kraft der Vegetation, der Erneuerung des Jahres. Das Geißblatt wurde nah an den Häusern gepflanzt. Dies sollte die Ehrerbietung der Familie den Ahnen gegenüber zeigen. Auch sollte es Glück anziehen und das Haus schützen. Mit dem Walpurgisstrauch, wie das Geißblatt, auch genannt wird, werden zu Beltane (Walpurgis) die Häuser geschmückt. Der Duft der Blüten ist Inhalt vieler mythischer Sagen. Im alten Ägypten war bereits bekannt, dass der Duft des Geißblattes Sterbenden hilft, ihnen die Angst vor der Reise in die Anderswelt zu nehmen.

Obwohl das Geißblatt in der tibetischen und chinesischen Medizin hohes Ansehen erfährt, ist es in der europäischen Volksmedizin nicht sehr gebräuchlich. Ursprünglich in Japan, Korea und China heimisch, ist es nun auf der ganzen Welt angesiedelt.

Es wirkt körperlich, als auch im psychischen Bereich entgiftend. Bei Problemen mit der Haut, Lungenentzündung, Infektionen, Halsschmerzen, Grippe, Kehlkopf- und Gallenwegsentzündungen wird ein Tee aus Geißblatt empfohlen. Der Duft hilft bei Trauer und Depression. Rechtzeitig angewandt, bewahrt es vor Verbitterung. Durch den lindernden Effekt des Duftes, bekommt der Trauernde oder Depressive wieder den Mut sich der Situation zu stellen. Zudem wirkt es klärend auf den Geist.

Als getrocknete Blüten und Blätter kann man diese auch wunderbar in einem Potpourri platzieren, um auch in dieser Form der Trauer entgegenzuwirken.

Das Geißblatt hat sowohl auf einen Angreifer, als auch auf den Angegriffenen eine ganz eigene Wirkung. Der Angegriffene erfährt durch die Pflanze eine optimistische Sicht der Dinge und kann dies auch aus anderen Blickwinkel erkennen. Er ist weniger ängstlich. Ein Angreifer hingegen wird ruhiger und weniger aggressiv. Er ist durch das Geißblatt eher bereit, von Attacken abzulassen und auf Verhandlungen einzugehen.

Naturreine Essenzen und Öle wirken auch in der Aromalampe hervorragend unterstützend mit den erwähnten Eigenschaften. Selbst fertig gekaufte Produkte wie Seife, Duftkerzen oder Parfüms, welche mit echtem Geißblatt versetzt und hergestellt wurden, helfen Heiterkeit und Gelassenheit zu verbreiten.

In Kombination mit anderen Düften, kann es eine ganz zauberhafte Komposition darstellen. Perfekt dafür geeignet sind Basilikum, Rosenholz und Ylang-Ylang.

Selbst gemachter Spray ist mit destilliertem Wasser und wenigen Tropfen ätherischen Öls rasch erstellt.

Verwendet man es als Körperöl (Basis/Trägeröl und Geißblattöl), soll dies die Anziehungskraft enorm fördern. Menschen, denen dieser Duft zur Nase steigt, sollen dadurch geneigter gemacht werden.

In Kombination mit anderen Düften, kann es eine ganz zauberhafte Komposition darstellen. Perfekt dafür geeignet sind Basilikum, Rosenholz und Ylang-Ylang.

Das Geißblatt nimmt und überwindet Angst, macht Mut, fördert Gelassenheit und Heiterkeit, hat die Fähigkeit Situationen von anderen Seiten zu betrachten. Es wirkt entzündungshemmend, ist antibakteriell, hilft Giftstoffe auszuschwemmen und innere Hitze zu beseitigen. Auch gegen Akne hilft es sehr effektiv (Hemmung des Wachstums der Bakterien). Honeysuckle (Blütenessenz der Pflanze) unterstützt das Loslassen der Vergangenheit und fördert das Vermögen in der Gegenwart zu leben und nicht mehr dauernd zurück zu blicken. Es löst Großzügigkeit aus und versüßt die Gedanken, schärft die Intuition. Auch hat es den Ruf die Liebe zu schützen. Im Volksglauben erzählt man sich, dass, wenn man die Blüte eines Geißblatts in sein Heim bringt, es innert eines Jahres eine Hochzeit ins Haus steht. Es fördert die Leidenschaft , die Sexualität und die Treue. Zudem unterstützt das Gewächs auch in finanziellen Angelegenheiten und in materiellen Belangen (gemeinsam mit der Farbe Grün bei magischen Ritualen). Also ein wirklich sehr vielfältig einsetzbares Kraut.

Besondere Vorsicht jedoch bei Beeren des Geißblattes - sie enthalten Gift. Vögel können diese ohne weiteres zu sich nehmen, da sie diese unverdaut wieder ausscheiden. Auch ist die ganze Pflanze an sich leicht mit Giftstoffen behaftet, jedoch macht die Dosis das Gift. Ist man sich nicht sicher, wie sehr die Pflanze im Garten genießbar ist, sollte man sich unbedingt an den Fachhandel oder eine Apotheke wenden, um gefahrlos Blüten für einen Tee zu erhalten. Etwas, was man ohnehin bei allen Pflanzen, bei denen man sich nicht hundertprozentig sicher ist, machen sollte.

In der Volksmagie soll die Ranke eines Geißblatts über der Eingangstüre Fieber von der Familie fernhalten.
Um die geistigen Kräfte zu stärken, rieb man sich oft Geißblattblüten auf die Stirn. Dadurch konnten auch zukunftsdeutende Träume und Hellsichtigkeit herbei beschworen werden.

Geißblatt Tee Zubereitung

Einfach und verzeihend. 2-3 Gramm mit heißem Wasser für 2 Minuten aufbrühen. Fertig. Die Blüten können auch ein zweites Mal aufgegossen werden. Beim zweiten Aufguss sollte die Brühzeit 4 Minuten betragen. Mit Minze zusammen erhält man eine köstliche Kombination. Ohne weiteres kann man mit Zitrone oder Honig verfeinern. Honig und das blumige Aroma ergeben eine perfekte Paarung.

Kopal

Das Harz hilft Gedanken zu ordnen und zu klären. Depressives und Negatives Denken wird wieder ausgeglichen. Zerstreuung wird ausbalanciert. Auch als Schutz vor dem Bösen wird es geräuchert.

Orangenblüten /Neroli

Ein sehr effektives, wenn auch nicht unbedingt günstiges, Öl, welches bei Verwirrtheit und unsicheren Ängsten unterstützt. Es hilft bei innerer Unruhe und trägt dazu bei, dass die Balance wieder ausgeglichen wird.

Thymian

Um mutig der Furcht entgegenzutreten. Auch in der Liebe ist er förderlich. Thymian hilft auch bei Atemwegserkrankungen, wirkt entkrampfend und antiseptisch.

Zedernholz

wirkt nervenberuhigend und wehrt zudem Negatives ab.

Unsichtbarkeit

Möchte man einer unangenehmen Situation aus dem Weg gehen bzw. einem Menschen, wo man denkt, dass man einer Begegnung mit dieser Person nicht gewappnet ist (oder einfach seine Ruhe möchte), stellt man sich einfach vor, dass man so durchsichtig wie Glas ist. Dadurch fällt man auch im realen Leben weniger auf, die physische Präsenz verringert sich. Ist die unerwünschte Situation vorüber, stellt man den ursprünglichen Zustand wieder her. Man möchte ja nicht den Rest seines Lebens ein unscheinbares Dasein tristen und von niemandem mehr bemerkt werden.

Amulett gegen das Böse

Ein einfaches Amulett um Böses abzuwehren und welches aber gleichzeitig den Träger auch schützt, kann man leicht und unspektakulär selbst herstellen.

Benötigt werden eine Muskatnuss und der Halbedelstein Türkis. Als Handschmeichler oder Trommelstein ist ein Türkis auch relativ günstig zu bekommen. Hinweis: Da ein Türkis sehr empfindlich ist, sollte er weder direkter Sonnenbestrahlung, noch dem Kontakt mit Seifen- oder Duschwasser ausgesetzt werden. Er würde sonst porös und brüchig werden. Trägt man ihn bei sich, sollte man ihn auch nicht permanent am Körper tragen, sondern nur in speziellen Situationen oder für einen bestimmten Zeitraum. Solange man ihn in der aktuellen Lage eben benötigt, aber bitte nicht 24 Stunden 365 Tage im Jahr.

Nun legt man die beiden Utensilien auf ein kleines, gelbes Stückchen Stoff, und streut etwas schwarzen Pfeffer und eine Prise Kreukümmel darüber. Das Ganze wird nun zusammengebunden. Die Farbe des Bandes ist schwarz oder violett. Dieses kleine Beutelchen wehrt Negatives ab und beschützt zudem den Träger. Auch auf Reisen kann man sich so einen kleines Säckchen zulegen. So wird man auch hier vor negativen Energien geschützt und vor Bösem bewahrt.

Anti-Sorgen-Ritt

Tief ein- und ausatmen. Zweimal wiederholen. Augen schließen. Nun stellt man sich vor, dass auf einem Pferd die Göttin Epona herbei geritten kommt (Die Namensgebung zu einem bekannte Spiel in Verbindung mit einem Pferd kommt nicht von ungefähr).

Wie konkret sind die Ängste in diesem Moment? Generell? Göttin Epona hört sich die Sorgen, Ängste und Befürchtungen verständnisvoll an. Wenn genügend Ruhe eingekehrt ist, steigt die Göttin sogar vom Pferd um zuzuhören. Nun werden die Hände wie zu einem Gebet gelegt und vor die Brust gefaltet. Mit einer leichten Verbeugung gibt man zu verstehen, dass man fertig ist und alles angesprochen bzw. ausgesprochen hat. In dem Moment, wenn die Göttin Epona, sich ebenfalls leicht nach vorne mit gefalteten Händen verneigt, nimmt sie die

Ängste und alle Furcht an sich. Sie steigt wieder auf ihr Pferd, falls sie abgestiegen ist, und reitet mit all der Furcht und den Sorgen davon. Wie es auch weitergehen mag, der Weg, der nun kommt, die Situationen, welche auf einen zukommen, werden nun mutig beschritten. Man weiß, dass man nun alles schaffen wird. Vielleicht geht es das eine oder andere Mal nicht wie erhofft aus, aber es gibt nichts, weder in dieser noch in der anderen Welt, was man nicht bewältigen kann. Und mit dieser kleinen Zaubervisualisation gelingt es noch ein wenig leichter. Auch bei sehr großer Furcht, bei Beklemmungen oder Panikattacken, wo man im Moment nicht weiter weiß, vor lauter Ängsten, aus welchen Gründen auch immer, ist dies ein sehr hilfreiches Mittel.

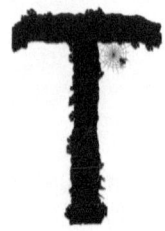

Tränke

Anti-Melancholie-Trank

Nicht nur in der dunklen Jahreszeit ein wirksamer Trank gegen einen getrübten Geist.

Etwa eine Hand voll Blüten der Königskerze
1 TL Fenchel

1 Prise Lavendel
1 EL Honig
1 Liter Rotwein oder alkoholfreien Punsch oder Johannisbeersaft

Erwärme nun diesen Sud, ohne ihn zu kochen und lasse ihn für eine halbe Stunde ziehen.
Danach weihe diesen Trank dem Gott der Heilkunst, Asklepios und sprich:

"Ich bitte dich Gott der Heilkunst, gib diesem Trank deine Kraft der Heilung. Er möge, jedem, der davon trinke, helfen, seine Sorgen lindern und seinen Geist heilen. So sei es! Ich danke dir!"

Kräuterhexentrank
für den Zwischendurch-Schwung

Vermische folgendes im Mixer: 1 Glas Pflanzenmilch, 3 Esslöffel Orangensaft, 1 Teelöffel Zitronensaft und circa 1-2 Esslöffel gemischte Kräuter nach Belieben (gerne auch mit Schnittlauch, Petersilie usw). Fertig! Zum Abschmecken kann man noch mit Salz und/oder Pfeffer würzen.

Keine Angst Tee
Je 20 Gramm bzw. zu gleichen Teilen Kamille, Wermut, Schafgarbe, Tausendgüldenkraut, Pfefferminze

Tee zum Schlafen
Je 20 Gramm Kamille, Schafgarbe
Je 15 Gramm Nachtschatten, schwarz, Thymian

oder

Je 20 Gramm Hopfen, Kamille
je 30 Gramm Dill, Anis

oder

Zu gleichen Teilen Schafgarbe, Enzian, Frauenmantel, Schönmalve

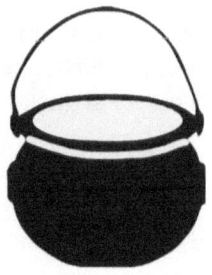

Baldrianwunder

Nicht nur bei akuten Situationen mit Gereiztheit, Stress und Sorgen wirkt Baldrian beruhigend, auch vorbeugend kann man mit Baldrian vorsorgen, so dass das Wohlbefinden gesteigert wird und man abends auch entspannt einschlafen kann.

Dafür übergießt man 2 Teelöffel zerkleinerte Baldrianwurzel mit 250 ml kaltem Wasser und lässt das Ganze nun 12 Stunden ziehen. Ab und an umrühren. Danach abseihen und nun am Herd langsam auf eine Temperatur bringen, welche angenehm zum Trinken ist. Keinen Zucker hinzufügen. Täglich kann man davon 2 Tassen trinken.

Blütenzauber

2 - 3 Lavendelblüten mit kochendem Wasser übergießen, 10 Minuten ziehen lassen, abseihen. Der Duft trägt zusätzlich zu einer angenehmen, wohligen Entspannung bei.

Hopfenblütentee

Und damit ist kein Bier gemeint, wie es umgangssprachlich oft genannt wird, sondern wirkliche Hopfenblüten.

Dafür werden 3 bis 4 Teelöffel lose Hopfenblüten mit heißem Wasser übergossen, abgeseiht und bei Trinktemperatur genossen - entspannend und beruhigend.

Anti Tränen Trank

Wenn schon eine Kleinigkeit genügt um in Tränen auszubrechen, beispielsweise wenn im Warteraum des Arztes alle anderen vor einen drankommen, an der Kasse sich jemand vordrängelt oder die Lieblingsschokolade ausverkauft ist, so ist das ein typischer Fall von seelischer Erschöpfung.

Folgendes Rezept ist über 2000 Jahre alt und es sollte magisch rasch diese Erschöpfungszustände auflösen.

Weiche folgende Zutaten für mindestens eine halbe Stunde in 2 Liter Wasser ein: 50 Gramm Weizenkörner, 20 rote Datteln und 30 Gramm Süßholz (Apotheke oder Bioladen) und koche es anschließend bei einer weiteren halben Stunde aus. Seihe die Zutaten nun ab, aber schütte das Wasser nicht weg und koche die drei Zutaten noch einmal mit neuem Wasser auf. Nimm nun aber etwas weniger Wasser dafür. Wieder abseihen. Gieße nun das abgeseihte Wasser vom ersten Aufkochen und jenes vom zweiten Mal aufkochen zusammen und halte es kühl. Iss drei Mal am Tag und trinke danach jedes Mal eine Tasse der wieder aufgewärmten Mixtur. Verbrauche den Trank innerhalb von drei Tagen.

Anti Enge Gefühl Tee

Gegen enge und beklemmende Gefühle im Brustkorb kann folgender Tee helfen.

2 Teelöffel Arnika mit heißem Wasser übergießen, eine Viertel Stunde ziehen lassen, abseihen. Beklemmungsschmerzen, welche sich bei Bewegung verschlimmern, werden gelindert, da Arnika die Herzkranzgefäße erweitert.

Anti Nervenzusammenbruch Tee

Je 1 TL Melisse, Johanniskraut mit heißem Wasser übergießen und circa 10-12 Minuten ziehen lassen und abseihen. Johanniskraut wirkt extra stimmungsaufhellend. Nimmt man Johanniskraut über einen längeren Zeitraum ein, sollte man nicht in die pralle Sonne gehen - lichtsensibilisierend.

Tee des Ausgleichs

Bei innerer Unruhe, seelischen und körperlichen Verspannungen, und wenn man seinen Nerven einen Balsam gönnen möchte, hilft folgende Mischung:

Lavendel, Passionsblume, Bitterorangenschale, Melisse und/oder Hopfen zu gleichen Teilen mit heißem Wasser übergießen und circa 15 Minuten ziehen lassen. Kurmäßig angewendet, kann man es über 2-3 Wochen mit je 2 Tassen täglich zu sich nehmen.

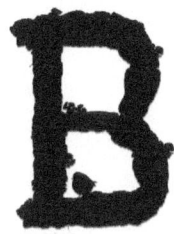

Baum - Pflanzenmagie

Bäume tun einfach gut. Die meisten zumindest (bitte keine Walnussbäume umarmen). Da jeder Baum eine eigene Energie besitzt, kann man diese für das eigene Wohlbefinden und oft auch für psychische Instabilität nutzen. Zudem gibt es auch einige Pflanzen, welche man positiv für sich einsetzen kann.

Ahorn hilft bei Kopfschmerzen. Einfach einige Ahornblätter unter das Kissen legen.

Bambus entfernt negative Energien jeglicher Art. Beruhigend und reinigend.

Bilsenkraut - Achtung: Giftig! Bindet Dämonen

Birke hilft gegen Schlaflosigkeit. Birkenblätter unter das Kopfkissen oder unter das Bett und dünne Birkenzweige als Deko oder in einer Vase aufstellen. Reinigt, beruhigt und wirkt ausgleichend.

Eibe - Achtung: Giftig! Wehrt Dämonen ab, bannt die Toten

Efeu zeigt an, wenn Gefahr auf der gesundheitlichen Ebene besteht, aber auch, wenn es große zwischenmenschliche Probleme gibt (Trennung - Scheidung).

Johanniskraut bezwingt das Böse. Reinigt.

Kaktus entfernt negative Energien. Ob im Büro oder im Schlafzimmer.

Knoblauch wehrt Dämonen ab.

Königskerze bekam in der Magie schon sehr früh den Namen - Unholdkraut. Da sie, wenn man die Pflanze als Amulett bei sich trug, Unholde fern hielt. Näht man sie in etwas Baumwollstoff ein oder legt sie unters Kopfkissen, so verhindert sie Besuch von einem Alb in der Nacht.

Linde - bei akutem Geldmangel holt man sich einige Lindenzweige ins Heim.

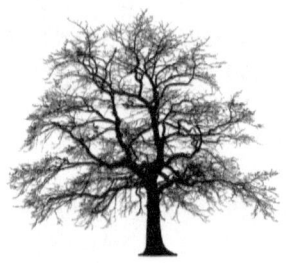

Lorbeer - Totenbann

Myrte bannt Geister.

Oleander - Achtung: Giftig! Diese wunderschöne, aber sehr giftige Pflanze, wurde ebenfalls als Unholdkraut bezeichnet. Hier war damit gemeint, dass es Mensch und Tier tötet.

Achtung: *Keine Orchideen* ins Schlafzimmer. Sie ziehen Energie der Bewohner ab. In jedem anderen Raum bringen sie allerdings Glück.

Pfingstrose wehrt einen Alp ab (ein Alp/Alb kommt im Traum auf unerwünschten Besuch)

Rosmarin hilft die Toten bzw. ihre Seelen zu bannen, damit sie nicht im Hier und Jetzt, also in "dieser" Welt, hängen bleiben.

Sonnenblumen helfen das Gleichgewicht wieder herzustellen, wenn es in der der Beziehung kriselt.

Wacholder unterstützt bei der Dämonenabwehr.

Wermut hilft gegen Plagegeister.

Zaunrübe lockt gute Geister, Schutzgeister an.

Allgemein gilt, dass Birke, Ahorn und auch die Eiche stark energiegebende Bäume sind. Diese kann man jederzeit und auch oft umarmen oder Zweiglein von ihnen mit nach Hause nehmen und damit das Heim verschönern. Sie geben Kraft, Energie und wirken ausgleichend bei seelischen und energetischen Disharmonien.

TIPP

Kleidung, welche man getragen hat, während ein negatives Ereignis stattgefunden hat, sollte danach sofort gewechselt und gewaschen werden. Wenn möglich danach an frischer Luft trocknen lassen. Es gibt Menschen, die werfen ihre Kleidung dann auch weg. Wegzuwerfen entspräche aber nicht wirklich der Nachhaltigkeit, und vor allem bekommt man mit einer normalen Wäsche die negativen Energien in der Norm wunderbar heraus.

Ebenso speichert die Bettwäsche die Energien. Diese also auch öfter wechseln. Vor allem, wenn man mit Sorgen und Ängsten liegen gegangen ist oder auch, wenn man mit dem Partner im Bett gestritten hat. Hat man oft Kopfschmerzen sollte man auch das Kopfkissen öfter waschen bzw. wechseln. (Circa alle 6-8 Wochen). Hilft das nichts, so sollte man sich ein neues Kissen zulegen.

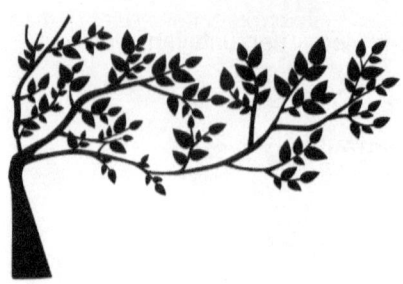

Bachblüten

Da es in diesem Buch um Ängste, Sorgen und Befürchtungen geht, stelle ich nach Dr. Bach, nur jene Blütenessenzen vor, welche hier relevant sind. Für emotionales Wohlbefinden und ausgleichende Harmonie, sowie Auflösung der unterschiedlichen Ängste.

Aspen - bei unerklärlichen Ängsten, dunkler Vorahnung, unbegründete Angst unter Menschen, aber auch alleine, auch bei Angst, alleine im Dunkeln einzuschlafen

Centaury - wenn man nicht Nein sagen kann

Cerato - zu wenig Selbstvertrauen, vertraut der eigenen Intuition nicht

Cherry Plum - wenn man nicht Loslassen kann, Angst vor Kurzschlusshandlungen und vor Nervenzusammenbrüchen

Gorse - bei Hoffnungslosigkeit

Mimulus - Bei Furcht, wenn man ängstlich ist, nervös, übervorsichtig, Angst vor Allem

Oak - bei Niedergeschlagenheit, am Rande seiner Kraft

Olive - fühlt sich extrem ausgelaugt, kurz vor dem Zusammenbruch, kann nicht mehr, auch nach körperlicher und seelischer Überforderung, Ausgebranntsein

Rock Rose - bei Panik, bei starken Angstgefühlen, Notfalltropfen

Star of Bethlehem - nach einem Trauma, Schock, Erschütterung auf körperlicher oder seelischer Ebene, Stilles Leiden und Trauern

Sweet Chestnut - innere Ausweglosigkeit, Zerrissenheit, wenn man nicht mehr weiß, was man tun soll, fühlt sich isoliert und verloren.

White Chestnut - wenn Gedanken pausenlos kreisen, Gedankenkarussell dreht sich ununterbrochen, sieht keine Lösung, kann nicht abschalten und aufhören an etwas Bestimmtes zu denken.

Erste Hilfe

Für rasche Hilfe hat sich folgende Mischung bewährt: Olive, Schafgarbe, Pinke Schafgarbe, Johanniskraut (St. John's Wort) und Knoblauch. Stündlich ein Tropfen. Nach einiger Zeit, je nach Bedarf, die Dosis reduzieren. Also alle paar Stunden, wenige Tropfen.

Engelhilfe

Unkomplizierte und rasche Hilfe erfährt man durch Engel.

Effizient und sehr kraftvoll hilft Erzengel Michael. Er gilt als Retter in der Not, speziell auch aus Gefahrensituationen. Er unterstützt, reinigt und schützt und ist somit als eine der bedeutsamsten Schutzengel bekannt. Seine Farbe ist das Blau. Mit seinem Schwert kann er auch karmische Verstrickungen lösen und negative Energien vertreiben.

Dazu visualisiert man Erzengel Michael in all seiner Pracht, in blauem Gewand, mit seinem Schwert und in blauem Licht, wie er hinter einem steht, vor einem, und je einmal zur Seite, also links und rechts. Schließt die Augen und spricht:

"Erzengel Michael vor mir!
Erzengel Michael hinter mir!
Erzengel Michael links von mir!
Erzengel Michael rechts von mir!"

Erzengel Michael hilft augenblicklich. Angstzustände vermindern sich sehr rasch. Danach bedankt man sich bei Michael für seine Hilfe und Unterstützung.

Natürlich kommen auch andere Engel gerne zu Hilfe, allerdings sollte man sie erst rufen, damit sie auch helfen können, helfen dürfen. Bitte nie auf das Bedanken vergessen!

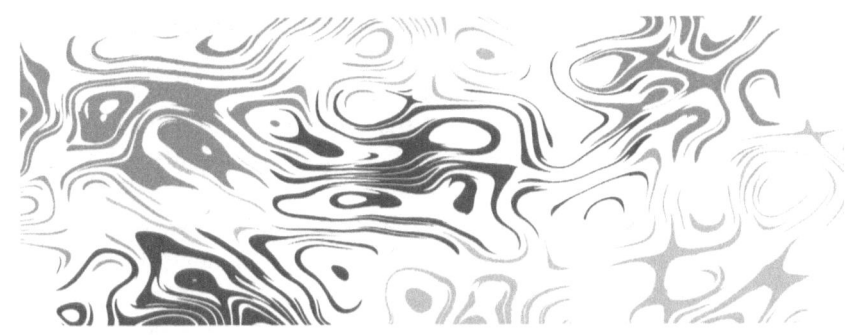

Räuchern gegen Geister

Es gibt nicht wenige Menschen, die vorm Räuchern eine gewisse Scheu haben. Vielen kommt es zu kompliziert vor, oder sie wissen nicht, was sie genau machen sollen und dann noch das Räucherwerk, uff. Kann schon etwas viel werden, vor allem, wenn man noch ganz am Anfang des magischen Weges steht. Aber keine Angst, es ist wirklich ganz einfach.

Zuerst befüllt man das Räuchergefäß mit Sand. Außer man arbeitet mit

Räucherstäbchen oder einer Duftlampe oder ähnlichem. Diese Variante erklärt die Schritte beim Räuchern mit einer Räucherkohle und getrockneten Pflanzen oder Harzen. Nun wird eine Räucherkohle entzunden. Man kann sie entweder nun mit Hilfe einer Zange auf den Sand legen, man kann die Kohle aber auch zuerst in den Sand legen und dann anzünden. Nun wartet man, bis die Kohle durchgeglüht ist. Man muss sich nun also nicht extra beeilen, um rasch das Glühende noch mit Blüten zu bestreuen, sondern wartet in Ruhe, bis das Funkensprühen beendet ist. Das dauert circa 10 bis 15 Minuten. Jetzt bestreut man die Kohle mit den Räucherstoffen, dazu im Anschluss gleich mehr.

Es wird mit wenig Räucherwerk begonnen. Etwas, was man in der Regel immer tun sollte. Nachlegen kann man immer noch. Da wir es hier mit einer energetischen Räucherung zu tun haben und mit einer Reinigung, kann es ruhig etwas großzügiger bestreut werden. Es wird dafür schließlich mehr Rauch benötigt.

Hinweis an dieser Stelle: Vorher bitte alle Rauchmelder abstellen! (Ist mir tatsächlich selbst einmal passiert, dass ich einen ausgelöst hatte, und dies war nicht zu Beginn meines magischen Weges, sondern, als ich es extra für ein Hexen lernen Video besonders schön zeigen wollte…- ja, es hat dann schon eine ziemliche Lautstärke..)

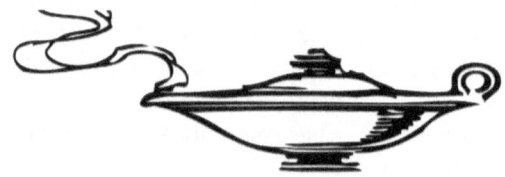

Damit das Negative weichen kann, werden in jedem Raum ein Fenster und beim Eingang die Türe geöffnet. Nun geht man mit dem vorbereiteten Gefäß (Achtung: Sehr, sehr heiß! Daher das Räuchergefäß unbedingt auf einen Teller oder in eine Schale geben) deosil (also im Uhrzeigersinn) durch die Wohnung. Dabei wird jede Ecke in jedem Raum geräuchert. Dafür kann man gerne auch eine Feder verwenden. Bei den Fenstern bitte extra auf die Vorhänge achten. Danach werden die Tür und alle Fenster wieder geschlossen. Der eventuelle, noch vorhandene Restrauch bleibt nun in den Räumen, bevor auch dieser Rest nach einiger Zeit (nach Gefühl) wieder gelüftet wird. Danach kann das glühende Kohlestück mit Wasser gelöscht werden.

Danach kann eine neuerliche Räucherung stattfinden und zwar wird nun gereinigt.

Hierfür nimmt man etwas weniger Räucherwerk, für etwas weniger Rauchentwicklung (Feuermelder dennoch aus!). Fenster und Türen bleiben nun geschlossen und man geht widdershin, also gegen den Uhrzeigersinn, durch die Wohnung bzw. durch die Räume. Nun lässt man den Rauch in jedem Raum kurz stehen. Nach einer kurzen "Einwirkzeit" gut durchlüften.

Die Kräuter nur solange auf der Kohle lassen, solange sie gut riechen, sobald sie richtiggehend nach verbrannt riechen, sofort von der Kohle nehmen und frische drüberstreuen.

Nach diesem Schritt kann man noch alles ausgleichen und harmonisieren. Bei dieser Räucherung kann man sich die Richtung, in die man geht, aussuchen. Neues und anderes Räucherwerk wird auf die Räucherkohle gegeben.

Im nächsten Schritt, nachdem nun alles wieder ausgeglichen ist, kann man die Energie wieder aufbauen. Im Uhrzeigersinn räuchert man nun ein letztes Mal. Nun muss der Rauch nicht mehr in den einzelnen Räumen stehen bleiben. Hierfür sollte man sich einen dezenteren Duft, je nach Gefallen, aussuchen. Danach müssen die Fenster nicht mehr geöffnet werden. Wer möchte, kann natürlich danach noch einmal lüften.

Dies wäre ein kompletter und großer Räuchervorgang bei negativer Energie bzw. Geistwesen, die in der Wohnung ihr Unwesen treiben. Bei einer normalen Räucherung, genügt, je nach Bedarf, oft auch schon nur eine Reinigung. Dies bleibt jedem Hausbewohner bzw. Räucherer selbst überlassen. Dabei am besten, so wie immer, auf das eigene Bauchgefühl, die eigene Intuition hören.

Da ein vollständiges Räucherritual schon sehr zeitaufwendig sein kann, ist man danach möglicherweise etwas erschöpft. Zudem geschieht ja eine Transformation, eine Veränderung - ein Prozess der Wandlung, wo man mitten im Geschehen und integriert ist. Eine Dusche danach, Haare nicht vergessen, reinigt wieder Geist, Körper und Aura. Nun nimmt man noch eine Kleinigkeit zu sich (einige Schluck Wasser, einige Nüsse oder ein paar Bissen Brot genügen bereits), um sich wieder zu erden.

Räuchermischungen gegen negative Energien

Man kann natürlich nicht nur einzelne Harze und nur ein Kraut räuchern. Je nach Bedarf und Vorliebe stelle ich einige Räuchermischungen vor.

Zimt
Nelke
Weihrauch
Rhododendron Blatt

*

Erdrauch
Olibanum
Kampfer

*

Palo Santo
Copal
Guayak

*

Zedernholz
Weißes Sandelholz
Wacholderzweige
Indischer Weihrauch

*

Weihrauch
Wacholderbeeren
Fichtennadeln
Wacholderspitzen

*

Kampfer

Angelikawurzel
Lorbeer
Weihrauch
Myrrhe
Wacholderbeeren
Rosmarin
Beifuss
Nelken

*

Hölzer, Harze, Zweige und grobe Kräuter werden in einem Mörser klein zerstoßen, um sie anschließend auf die glühende Kohle zu streuen.

Vermengt man 2 Teile Pflanzen mit einem Teil Harz und dreht es mit den Händen zusammen, so kann man dies auch ohne Kohle anzünden.

Harze und Kräuter zur Reinigungsräucherung

Lorbeer reinigt, schützt, stärkt. Beim Verräuchern von Lorbeerblätter wird zudem verhindert, dass sich neue dunkle Energie bildet und sammelt. *Engelwurz* reinigt und hilft gegen Geister. *Rosmarin* reinigt, schützt. Dieses kraftvolle Heilkraut löst nicht nur Negatives auf, es zieht zudem auch positive Energien an. *Palo Santo (heiliges Holz),* welches in den Kombinationen oben angeführt wurde, ist ein traditionelles Holz, welches oft von Schamanen verwendet wird. Es reinigt sehr kraftvoll. Zudem muss es nicht unbedingt zerkleinert werden, es kann auch direkt, wenn es noch ein etwas größeres Hölzchen ist, welches man gut halten kann, direkt angezunden werden, ohne es auf eine Räucherkohle legen zu müssen. Das Heilkraut *Salbei*, speziell der *weißer Salbei*,welches ebenfalls oft im Schamanismus verwendet wird, entfernt ebenfalls dunkle Energien und hat die Fähigkeit Positives anzuziehen. Gute Schwingungen und Geistwesen werden regelrecht eingeladen, bei uns zu bleiben, um uns zu schützen. Weihrauch reinigt und schützt, sehr kraftvoll und auch nachhaltig.

Eine weitere Reinigungsart wäre, wenn man Salz in die Ecken streut. Auch wenn man mit einer weißen Kerze von Raum zu Raum, von Ecke zu Ecke geht, kann es helfen. Es kann auch Weihwasser versprüht werden. Entweder man holt sich welches aus einer Kirche, beim Pfarrer oder man könnte es auch selbst herstellen.

Weihwasser Herstellung

Es gibt hier, wie bei jeder Lösung, verschiedene Möglichkeiten, wie man ein Weihwasser herstellen kann.

Variante 1:

Zutaten: Wasser und Salz. Geeignet ist dafür Meersalz, steht jedoch keines zur Verfügung, so reicht auch normales Speisesalz.

Die Schale mit Wasser wird hochgehalten und folgendes gesprochen:

" Im Namen von Erzengel Raphael (für Reinigung und Auffüllung mit Heilkraft) und Erzengel Michael (neben seinen anderen Aufgaben ist er zudem auch noch Hüter von Brunnen und heiligen Quellen) wird aus diesem Wasser alles

Negative verbannt. Es wird durch die Kraft der Engel gereinigt und geweiht. So sei es."

Über das Wasser wird nun das bannende Pentagramm entweder in Gedanken oder mit dem Finger oder der Hand gezeichnet. Dabei visualisiert man, wie es geweiht und mit strahlendem, reinen, göttlichem Licht gefüllt wird.

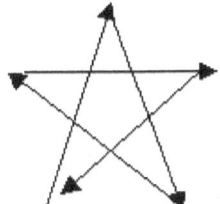

Beim bannenden Pentagramm beginnt man links unten mit dem Symbol (im Gegensatz zum anrufenden Pentagramm, wo in der Mitte oben, nach links unten ziehend, begonnen wird).

Nun nimmt man den Teller oder die Schüssel mit dem Salz und spricht:

" Im Namen des Erzengel Gabriels (Beschützer der Menschen und der Erde, zudem Vermittler zwischen Himmel und Erde) wird nun alles Negative aus diesem Salz verbannt. Es wird im Namen des Erzengels geweiht. So sei es."

Auch hier wird wieder das bannende Pentagramm über das Salz gezeichnet und dabei visualisiert, wie es geweiht und mit göttlichem, strahlendem Licht gefüllt wird. Nun nimmt man eine Prise Salz und streut es ins Wasser. Dies macht man insgesamt 3 Mal (also 3 Prisen Salz) und verrührt es nun deosil dreimal mit dem Finger.

Je nach religiöser Ansicht kann man das Ritual natürlich entsprechend anpassen. Wicca Anhänger könnten anstatt mit dem Finger mit der Athame das Wasser umrühren und dabei sprechen:

"Der Kelch für die Göttin, der Stab für Gott. Beide zusammen - zusammen nun eins."

Als Hexe, für jene, die nicht der Wicca Tradition folgen, kann man auch folgende Worte sprechen:

"Wasser und Erde - göttliche Verbindung - Zusammen eine Einheit"

Wichtig dabei ist einfach immer die Vorstellung, die Visualisierung, von göttlichem Licht in der Schale. Man kann auch das Dreieck der Manifestation dafür verwenden. Dazu legt man einfach Daumen und Zeigefinger beider Hände zueinander, so dass ein Dreieck entsteht. Durch dieses Dreieck sieht man nun auf die Schale und stellt sich dabei vor, wie das strahlende Licht durch die Dreiecksform scheint und das Wasser sich in heiliges, geweihtes und gesegnetes Wasser verwandelt.

Nun wird die Schale hochgehoben und sagt:

" Im Namen der Erzengel Michael, Raphael und Gabriel rufe ich die positiven und starken Mächte des Universums um das Wasser in geweihtes Wasser zu wandeln und um mich zu segnen und zu befähigen, damit Positives zum Wohle aller, zu betreiben."

Variante 2:

Zutaten sind Wasser (Regenwasser oder normales Leitungswasser) und Mondlicht. Nun füllt man das Wasser in ein kleines Fläschchen oder in eine Schale und stellt es in der ersten Nacht eines zunehmenden Mondes ins Fenster (oder auf den Balkon) an eine Stelle, wo es vom Mond beschienen wird. Dies wiederholt man nun jede Nacht bis zum Vollmond. Nach der Vollmondnacht ist das Weihwasser fertig. Während der Tage bis zur Fertigstellung ist darauf zu achten, dass es tagsüber kein Sonnenlicht bekommt. Also nicht nur morgens vom Fenstersims wegräumen, sondern auch tagsüber an einen geschützten, dunklen Platz stellen oder in ein dunkles Tuch wickeln.

Variante 3:

Katholisches Weihwasser

Zutaten: Salz und Wasser (das Salz wird übrigens zur längeren Haltbarkeit gebraucht)

Nach einem fest vorgelegtem System läuft die Weihung für das Salz und das Wasser wie folgt ab:

"Der Segen des allmächtigen Vaters sei über diesem Geschöpf aus Salz, und halte alles Böse und alle Hindernisse davon fern, und lasse alles Gute herein, denn ohne Dich kann der Mensch nicht leben. Deshalb weihe ich dich und rufe dich an, auf dass du mir helfen mögest." – Der Schlüssel Solomon, Buch II, Kapitel 5

Nun wird Psalm 103 laut vorgelesen

- *Lobe den HERRN, meine Seele, und was in mir ist, seinen heiligen Namen! Lobe den HERRN, meine Seele, und vergiss nicht, was er dir Gutes getan hat: der dir alle deine Sünden vergibt und heilet alle deine Gebrechen, der dein Leben vom Verderben erlöst, der dich krönt mit Gnade und Barmherzigkeit, der deinen Mund fröhlich macht, und du wieder jung wirst wie ein Adler. Der HERR schafft Gerechtigkeit und Gericht allen, die Unrecht leiden. Er hat seine Wege Mose wissen lassen, die Kinder Israel sein Tun. Barmherzig und gnädig ist der HERR, geduldig und von großer Güte. Er wird nicht immer hadern noch ewiglich Zorn halten. Er handelt nicht mit uns nach unsern Sünden und vergilt uns nicht nach unsrer Missetat. Denn so hoch der Himmel über der Erde ist, lässt er seine Gnade walten über die, so ihn fürchten. So ferne der Morgen ist vom Abend, lässt er unsre Übertretungen von uns sein. Wie sich ein Vater über Kinder erbarmt, so erbarmt sich der HERR über die, so ihn fürchten. Denn er kennt, was für ein Gemächte wir sind; er gedenkt daran, dass wir Staub sind. Ein Mensch ist in seinem Leben wie Gras, er blüht wie eine Blume auf dem Feld; wenn der Wind darüber geht, so ist sie nimmer da, und ihre Stätte kennt sie nicht mehr. Die Gnade aber des HERRN währet von Ewigkeit zu Ewigkeit über die, so ihn fürchten, und seine Gerechtigkeit auf Kindeskind bei denen, die seinen Bund halten und gedenken an seine Gebote, dass sie danach tun. Der HERR hat seinen Stuhl im Himmel bereitet, und sein Reich herrscht über alles. Lobet den HERRN, ihr seine Engel, ihr starken Helden, die ihr seine Befehle ausrichtet, dass man höre auf die Stimme seines Wortes! Lobet den HERRN, alle seine Heerscharen, seine Diener, die ihr seinen Willen tut! Lobet den HERRN, alle seine Werke, an allen Orten seiner Herrschaft! Lobe den HERRN, meine Seele!*

Natürliches Wasser aus einem Bach, vom Regen, oder sonst normales Trinkwasser holen. Nun wird das Salz in das Wasser gestreut und folgende Worte gesprochen:

"Ich exorziere dich, oh Geschöpf aus Wasser, durch Ihn, der dich geschaffen hat und an einem Ort versammelt hat, so dass das trockene Land erschien, mögest du alle Täuschungen deiner Feinde aufdecken, und mögest du alle Verunreinigungen und den Schmutz des Geistes aus der Welt der Phantasmen reinigen, so dass sie mir nicht schaden können, durch die Kraft des Allmächtigen, der bis zu der Zeit der Zeiten lebt und waltet. Amen."
Schlüssel Solomon, Buch II, Kapitel 5

Nun wird folgendes Gebet aufgesagt:

Allmächtiger ewiger Gott, wir rufen dich an, um mit deiner Gnade und Güte dieses Geschöpf aus Salz zu segnen, das du uns zum Nutzen der Menschheit geschenkt hast. Mögen alle, die es verwenden, eine Heilung für ihren Körper und Geist darin finden. Und möge alles, das es berührt oder auf das es gestreut wird, frei von Verunreinigung und allen Einflüssen des Bösen Geistes sein; durch Jesus Christus unseren Herrn. Amen.

Nun wird das Wasser exorziert - bedeutet, es wird einfach von Verunreinigungen und eventuellen dämonischen Kräften befreit. Dabei betet man:

Gottes Geschöpf, Wasser, ich treibe dir den Dämonen im Namen Gottes des Herrn, im Namen Jesu Christus, seinem Sohn, unserem Herrn und im Namen des Heiligen Geistes, aus. Mögest du reines Wasser sein, gestärkt, um die Macht des Feindes zu vertreiben und um auch den Feind selbst mit seinen gefallenen Engeln zu verdammen. Wir bitten dich im Namen des Herrn Jesu Christi, der gekommen ist, um die Lebenden und die Toten und die Welt mit Feuer zu richten.

Nun wird das Ritual beendet, indem man den letzten Rest des Salzes einstreut, dabei spricht man:

Im Namen des Vaters und des Sohnes und des Heiligen Geistes.

Nun wartet man, bis sich das Salz aufgelöst hat und beendet das Ganze schlußendlich:

Oh Gott, der zum Wohle der Menschen die wundervollsten Geheimnisse im Element des Wassers geschaffen hat, erhöre unser Gebet und segne dieses

Element, das nun durch verschiedene reinigenden Rituale zubereitet wird.
Möge dieses dein Geschöpf, das durch deine Güte gesegnet ist und in deinen
Mysterien verwendet wird, dazu dienen, Dämonen und Krankheiten zu
verbannen. Möge alles, das in den Häusern und Versammlungen deiner
Gläubigen mit diesem Wasser bespritzt wird, von allen Unreinheiten und
Schmerz erlöst werden. Lasse keinen unreinen Atem und keinen Flecken von
Verderbtheit dort verweilen; lasse alle Pläne des lauernden Feindes misslingen.
Die Segnung mit diesem Wasser soll alles, das der Sicherheit und dem Frieden
der Bewohner dieses Hauses entgegen steht, vertreiben, so dass sie durch die
Anrufung deines Namens das erwünschte Wohl erlangen und vor jeder Gefahr
geschützt sind; durch Christus unseren Herrn. Amen.

Oder man geht zum Pfarrer seines Vertrauens ;-) und holt sich dort ein
Weihwasser. Zu Ostern soll es dieses angeblich vermehrt in den Kirchen
zur (freien?) Entnahme geben.

Zusammenfassung

Man kann also auf unterschiedlichste Arten Weihwasser selbst
herstellen. Mittels der Engel oder wenn man es variiert mit der großen
Göttin und dem gehörnten Gott, man kann sich auch selbst eine Gottheit
dazu auswählen und den Text dementsprechend anpassen. Es ist
mithilfe des Mondes möglich. Hier kann kann man es auch noch etwas
ausbauen, indem man die Mondgöttin um Mithilfe bittet. Bei dieser
Variante ist allerdings darauf zu achten, dass sich dieses Wasser nicht
so lange hält, da es ohne Salz hergestellt wird. Wenn man es jedoch
extra zur Dämonenaustreibung erstellt, wird man ohnehin nicht allzu

lange warten, um es einzusetzen. Und dann noch die katholische Variante, wobei man einiges aufzusagen hat, und dank dieses Buches, braucht man dazu auch nicht unbedingt die Bibel zu kaufen. Vielleicht wundert sich der Leser, dass man auch diese Art in diesem Büchlein findet, aber..warum nicht? Schließlich ist es ebenso eine Option wie jede andere und da wir Hexen ja tolerant und offen für andere Möglichkeiten sind, gibt es dies hier also ebenfalls als Variante.

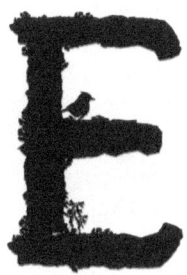

Entspannungshilfen

Jeder Mensch ist mal das eine oder andere Mal verspannt, gestresst, verärgert und nicht selten überfordert. Wenn solche Situationen länger anhalten, kann dies zu Burnout führen, einem Nervenzusammenbruch bzw. kann es sich auch gleich in körperlichen Problemen bemerkbar machen.

Am besten wäre es natürlich, dass man es gar nicht soweit kommen lässt. Doch gerade in der heutigen, sehr schnelllebigen, zu oft sehr hektischen Zeit, wo die meisten Menschen von einem Termin zum anderen hetzen, haben es auch ausgeglichene Menschen oft nicht leicht, sich nicht davon mitreißen zu lassen.
Als Vorbeugung könnte man empfehlen, dass man sich öfter eine Auszeit nimmt. Diese kann so aussehen, dass man sich mit einem Buch einen gemütlichen Abend macht, ohne Telefon, ohne Internet, mit einem Glas Rotwein oder einem heißen Tee. Was gibt es Schöneres nach

einem anstrengendem Tag, als zuhause endlich mal abschalten zu können? Zur direkten Vorbeugung empfiehlt es sich auch mal Nein sagen zu können. Der Chef, die liebe Kollegin, die nette Nachbarin, die Schwiegermutter - alle fragen um den einen, schnell gemachten Gefallen. Nun, jeder Mensch hat das Recht auch auf sein eigenes Leben. Vielleicht meinen Manche nun, dass dies egoistisch wäre, nun, man muss ja nicht gleich ein forsches Nein dem anderen ins Gesicht brüllen. Aber wenn man anmerkt, (für Ungeübte, Profis benötigen keine Erklärung oder Rechtfertigung), dass man dies aktuell leider nicht tun könne, da einem schlicht und einfach die Zeit fehlt, und man im Moment schon gar nicht mehr weiß, wo einem der Kopf steht, oder man vielleicht im Notfall auch einen anderen Termin vorschiebt, so sollte dies im Normalfall auf Verständnis stoßen. Fruchtet selbst dies nichts beim Gegenüber, so würde ich mich fragen, warum ich so einer Person helfen soll. Also Nein sagen lernen!

Prioritäten setzen! Wichtiges von Unwichtigem unterscheiden. Dringendes von nicht so dringendem Inhalt aussortieren. Und kommt dann dennoch mal ein stressreicher Tag unter, so entspannt man am Abend, oder am Wochenende. Aber dies bitte nicht bis zum nächsten Urlaub aufschieben. Kein Mensch kann ein Jahr, oder über Monate hinweg einen Dauerstress unbeschadet aushalten.
Dann tut auch mal ein Stadtbummel gut, ein Spaziergang in der Natur, ein Treffen mit Freunden, ein Telefonat mit der Freundin oder einem Familienmitglied, der Besuch eines Streichelzoos.

Beliebt sind auch kurze Städtereisen oder einfach einen Tagesausflug ans Meer, wie ich dies zum Beispiel gerne praktiziere. Man benötigt dafür nicht viel Geld, kann entspannen, sieht ein anderes Umfeld, vielleicht sogar ein anderes Land, eine andere Kultur, hört eine andere Sprache, erfährt neue Eindrücke und kann so seine Gedanken wieder ordnen und Klarheit hineinbringen. Ist man festgefahren hilft es sehr oft auch, wenn man seine Gedanken dazu aufschreibt. Man kann auch seine Probleme notieren und dann in einer Art Brainstorming alles dazu aufschreiben, was einem gerade einfällt. Man kann sich auch eine Geschichte einfallen lassen. Oder, was mir persönlich sehr oft weiter half war, wenn ich mir konkret Fragen gestellt hatte.

Wie zum Beispiel - wie stelle ich mir meine weitere Zukunft vor? Wo möchte ich in einem Jahr sein? Mache ich in meinem Leben genau das, was ich tun möchte oder sehnt sich meine Seele nach etwas anderem? Nach was? Wie möchte ich leben? Was ist mein absoluter Wunschtraum meines Lebens? Kann ich es ausleben? Warum nicht? Was kann ich tun, um meinem Ziel näher zu kommen?

Dabei ist es unerheblich um welches Ziel es sich handelt. Ob man ein Musikinstrument lernen, in einem bestimmten Land leben, einen anderen Beruf können oder sich in bestimmten magischen Fähigkeiten weiterentwickeln möchte, - wie heißt es so schön in einer Werbung - alles ist möglich. Und das ist es auch. Das Wort unmöglich gibt es ab sofort nicht mehr im eigenen Wortschatz. Natürlich ist es nicht einfach, wenn man nun Geige oder Klavier spielen lernen möchte, doch die Arbeit an sich selbst, ist noch immer um einiges schwieriger als jede andere Fertigkeit. Und diese Arbeit ist die Grundvoraussetzung um magisch erfolgreich wirken zu können. Weiß man um seine persönlichen Fähigkeiten und Fertigkeiten, so kann man darauf aufbauen, seine Rituale erstellen und seinen Schutz so ausbauen, dass man in dieser Hinsicht keine Angst mehr zu haben braucht.
Doch dies bedeutet wirklich harte Arbeit. Magier, die andere mit einem Todeszauber belegen können, konnten dies nicht von klein auf, sie haben dafür Jahre oft Jahrzehnte geübt, geübt und nochmals geübt. Ich möchte nun niemanden ermutigen, den dunkelsten Zauber, den es überhaupt gibt, zu erlernen, aber mit dem Gegenpart, dem Schutz dagegen, steht es nicht viel anders. Wie soll man sich gegen etwas schützen, wenn man nicht weiß wie oder einfach zu schwach dafür ist? Das heißt nun nicht, dass es so viele Hexenmeister, Magier, Hexen und Ritualmeister gibt, die jemanden mit so einem Fluch belegen können, aber es gibt sie. Und in der Norm haben sie ihre Gründe - damit will ich dieses Vorhaben nun nicht gutheißen, aber hier handelt es sich meist nicht um Kleinigkeiten, welche sie rächen wollen, keine Sorge.

Viele Einsteiger glauben, dass, wenn sie eine Pechsträhne haben, nun verflucht wurden. Dies ist in den aller-, aller-, allerwenigsten Fällen der Fall. Auch wenn es gerade in Schule oder Beruf nicht so gut läuft, der

Freund, die Freundin gerade Schluss gemacht hat, und dann auch noch tagsüber alles runterfällt, übergeht, verkocht, zerbricht - so ist daran nicht die missmutige Nachbarin schuld, die nie zurück grüßt, und von der man vom Hören-Sagen ganz sicher weiß, dass sie eine Hexe ist (und in Wirklichkeit nur eine einsame, alte Frau ist, welche vom Leben bitter enttäuscht wurde). Hatte ich schon erwähnt, dass man es Hexen nicht ansehen kann, dass sie welche sind?

"Normale" Hexen sind es einfach. Ja, doch, ich wurde auch schon angesprochen, ob ich eine Hexe bin. Nun,..entweder antworte ich verschmitzt mit einem Lächeln geheimnisvoll oder ich sage einfach, Ja. Gelogen wird nicht! Da sich die meisten Menschen nicht vorstellen können, was ich eigentlich mache, und bisher kein einziger, wirklich kein einziger Mensch hier explizit nachgefragt hat, war das Thema somit auch schon erledigt. Ich bin mir schon im Klaren, dass ich von manchen Menschen eben genau deshalb nicht sehr ernst genommen werde, doch ich nehme manche Menschen ja auch nicht ernst. Gerne die Menschen, die starr und stur einer Linie folgen, die ihre Eltern in der Schule gesetzt hatten, und die sie nun bemüht folgen, bis sie am Ende ihres Daseins in die Grube fahren.

Die Arbeit an sich endet nie? In meinen Anfängen, die innere Erkenntnis über sich, das Leben, die Spiritualität betreffend, dachte ich mir öfter, so, das wars, nun weißt du schon einiges, das sollte nun doch mal reichen. Bis ich erkannte, dass dies gerade mal die erste Stufe war, auf dem Weg mit vielen, vielen Stufen, wo es galt immer eine nach der anderen zu erklimmen und Erkenntnisse zu sammeln. Und mit etwas Glück muss man sich nie wieder vor etwas fürchten, nie mehr große Ängste haben und falls doch, wissen, wie man damit umgeht, wie man sie bekämpft oder auflöst.

Übrigens kann man folgende Übung immer und jederzeit zur Entspannung durchführen:

Setze oder lege dich hin. Atme tief durch. Und gleich noch einmal tief einatmen und ausatmen. Entspanne nun bewusst deinen ganzen Körper. Beginne bei den Füßen und wandere bis zum Kopf. Alles ist entspannt und schwer. Widme dich nun deinen Gesichtsmuskeln. Entspanne auch diese. Du atmest währenddessen die ganze Zeit langsam, tief und ruhig. Ist alles an dir entspannt, verbleibe einige Momente in diesem Zustand, genieße ihn, bevor du nun absolut alles wieder anspannst, auch die Muskeln im Gesicht. Halte diese Spannung für wenige Sekunden. Nun löse diese Spannung wieder ruckartig. Auf diese Weise werden auch noch restliche Spannungen gelöst.

Tipp

Nach einer Angstsituation oder einem Trauma hilft ein Tee mit einem Rosenquarz zur Beruhigung. Einfach in die Tasse geben. Beim Trinken bitte aufpassen, nicht, dass man ihn, wenn er zu klein ist, unversehens mittrinkt. Zusätzlich hilft, wenn es eine blaue Tasse ist.

Im Badezimmer

Hat man sich geärgert oder war einer stressigen Situation ausgesetzt, gilt es wieder herunterzukommen, sich zu beruhigen, zu entspannen und die Energien wieder auszubalancieren. Folgendes Bad und Fußbad unterstützen hierbei.

Bad der Beruhigung

Eine halbe Handvoll getrockneter Rosmarin. Um sich danach das Putzen zu erleichtern, kann man sich vorab auch einen starken Teeaufguß machen und diesen in das Badewasser schütten. Alternativ könnte man auch einige Tropfen des Rosmarinöls eintröpfeln. Mit wenigen beginnen, aber mehr wie 10-15 Tropfen würde ich nicht empfehlen.

150 ml Schlag/süße Sahne
3 EL Honig
1 EL Olivenöl

Bevor man in die Wanne steigt, bewusst einmal tief ein- und ausatmen. Damit lässt man zusätzlich los, macht sich diesen Augenblick bewusst und kann so noch besser entspannen. Die Badedauer sollte eine Viertelstunde nicht viel überschreiten. Hüllt man sich danach in einen kuscheligen Bademantel, legt sich mit einer heißen Tasse Tee und einem guten Buch ins Bett oder mit einem unterhaltsamen, leichten Film aufs Sofa, so ist eine beruhigende Wirkung garantiert.

Fußbad des Chillens

Hat man keine Badewanne zuhause oder möchte man sich einfach zwischendurch etwas Gutes zur Entspannung gönnen, hilft auch ein Fußbad sehr effektiv.

Auch hier kann man entweder direkte Kräuter hinzufügen, oder einige Tropfen eines ätherischen Öls (nicht übertreiben! Nachtropfen kann man immer noch) oder man bereitet sich einfach einen Tee zu, der für ein Fußbad mindestens doppelt so stark (besser drei- bis vierfach stärker), als ein normal zubereiteter Tee zum Trinken, sein sollte.

Zur Beruhigung und Entspannung dieselben Zutaten wie beim Bad, oder auch nur mit 2-3 EL Honig.
Allgemein beruhigend wirkende Kräuter sind:

Kamille
Rosmarin
Minze

Grüner Tee

Zur extra Beruhigung kann man auch eine mittelgroße Zwiebel in circa einem halben Liter Wasser eine Viertel Stunde köcheln lassen und dieses Wasser dem Fußbad hinzufügen.

Da ein Vollbad nicht nur den physischen, sondern auch den energetischen Körper reinigt, kann man auch frische Blüten und Kräuter hinzufügen. Rosenblüten duften nicht nur herrlich, sie reinigen, schützen und heben (wie der Rosenquarz) die eigene Schwingungsfrequenz. Lorbeer reinigt, heilt und schützt. Rosmarin reinigt und klärt die Aura. Selbstverständlich kann man auch getrocknete Blüten und Kräuter verwenden.

Salz wirkt immer reinigend. Auch als Badezusatz kann man es nutzen. In der Kombination mit einigen Spritzern Essig ins Badewasser ergibt es eine neutralisierende und reinigende Wirkung auf den Energiekörper. Zum Baden verwendet man am besten ein grobkörniges Meersalz. Besitzt man nur eine Dusche, kann man die Salz - Essig Essenz auch in eine Sprühflasche oder in ein Glas füllen, um sich damit zu besprühen bzw. sich damit in der Dusche zu waschen. Nachgespült wird mit frischem Duschwasser.

Nackt baden

Wie jetzt? Badet man denn nicht ohnehin nackt? Geht der Rest der Menschheit mit Kleidung in die Badewanne? Natürlich nicht. Damit meine ich, dass die einfachste Reinigung von negativen Energien ein Bad im Adams- oder Evakostüm in einem natürlichen Gewässer ist. In einem See, Fluss, Bach oder im Meer. Bevorzugterweise bei abnehmendem Mond. Dabei bittet man das Element Wasser oder die Wassergeister um Hilfe. Sie unterstützen gerne. Man visualisiert, dass mit jeder Welle, jede Bewegung im Nass, Negatives abgeschwemmt und weggespült wird. Fühlt man sich wieder frei und erfrischt, schlüpft man nach dem Bad in frische Kleidung, welche dafür mitgebracht wurde.

Weißes Salzbad

Dafür werden circa 3 Liter Milch und eine Handvoll Anis benötigt. Die Waschung selbst erfolgt mit Meersalz. Dazu wird gleichzeitig mit Weihrauch geräuchert. Dieses weiße Bad mit Kräuter reinigt Geist, Körper und die Aura.

Gedankenkarussell

Ein Gedankenkarussell abstellen ist nicht immer einfach, denkt man. Wenn sich Gedanken im Kreis drehe, rotieren die Sorgen. Das Karussell dreht sich immer schnell. Es ist eine Abwärtsspirale, die droht einen tiefer und tiefer in den Strudel der Negativität mitzuziehen. Nicht selten drohen dann Nervenzusammenbrüche, Panikattacken. Es nimmt einem die Luft zum Atmen, bricht in Tränen aus und weiß in solchen Momenten gar nicht, was man tun, wie es weitergehen soll. Hier besteht die Gefahr einer Kurzschlusshandlung, wenn die negativen Gedanken die Kontrolle übernehmen und man nicht mehr Herr über seine Sinne ist. Gerade in solchen Momenten gilt es ruhig zu bleiben, zu atmen. Tief und bewusst ein- und auszuatmen. Mit der Hand auf den Tisch schlagen, und Stopp! rufen. Solche Gedankenspiralen können sehr hartnäckig sein. Dann schlägt man noch einmal mit der Hand auf den Tisch. So, dass es einen lauten Knall gibt. Und wieder und wieder. Es wird besser. Macht man dies öfter, wird es leichter und die Gedanken verschwinden auch rascher.

Solche Sorgengedanken können wir abschalten, indem wir erkennen, dass wir mit dem Virus der Negativ-Gedanken infisziert sind. Leicht gesagt. Doch das Erkennen ist das eine. Das Erkennen, dass es sich dabei um Erinnerungen an vergangene Erfahrungen handelt, mit dem

Weiterspinnen an eine düstere Zukunft, welche oft nur der Fantasie entspringt. Ein Horrorszenario löst das andere ab und man weiß vor lauter Angst und Verzweiflung weder ein noch aus. Natürlich gibt es auch berechtigte Ängste, also jene Ängste, welche existenzbedrohend sind. Jede Angst hat ja ihre Berechtigung. Nicht umsonst gibt es Ängste. Und jeder Mensch hat seine eigene Vorgeschichte, seine persönlichen Erfahrungen. Kein Mensch gleicht dem anderen. Oft spielen auch Urängste mit eine Rolle. Aus einer Zeit, wo man ohne Vorsicht nicht lange überlebte. Wo es giftige Spinnen und Schlangen gab, Blitze Feuer entfachten, Dauerregen Hochwasser hervorbrachte und mehr. Auch die Angst des Verlassen werdens könnte gut aus dieser Zeit stammen, da man ohne Verbündete bald dem Tode nahe war. Doch selbst bei diesen Ängsten bringt permanentes destruktives Denken wenig. Man dreht sich im Kreis und anstatt Schritte nach vor zu gehen, bewegt man sich in einer Endlosschlaufe, ohne Aussicht auf eine Lösung.

Man sieht sich die Gedanken von außen an. Als ob sie zu jemand anderem gehören würden. Die Gedanken werden bewusst angesehen und erkannt. Man fügt ihnen keine weitere negative Energie und keine weiteren destruktive, neue Gedankenformen hinzu. Jeder einzelne Mensch bewertet. Und diese Bewertung einer Situation gilt es nun zu ändern. Man sieht es sich, so gut wie es einem möglich ist, neutral an. Von außen. Tritt einen Schritt zurück und beobachtet so das Gesamtkonstrukt des Gedankengebildes. Handelt es sich um Ängste, welche die eigene Existenz bedrohen, so erstellt man eine Liste mit den schlimmsten Szenarien, welche geschehen könnten. Und daneben eine Spalte mit Möglichkeiten, welche man zur Verfügung hat bzw. Möglichkeiten, die man erschaffen kann, um Probleme zu eliminieren.

Tipp

Abends vorm Einschlafen, belastende Gedanken notieren, einfach, um zu sehen, dass sie da sind. Manche meinen, wenn man sich keine Gedanken um etwas macht, oder in eben diesem Moment, (gerne beim zu Bett gehen, um dann eine schlaflose Nacht zu erleben), versäumt man etwas. Man hat Angst, dass etwas übersehen wird, dass man keine Lösung findet, dass einem die Zeit davon läuft und und und. Doch genau das ist der falsche Lösungsansatz.

Man legt seine Gedanken in schriftlicher Form ab und hat so das Gehirn wieder frei. Frei, um es zumindest für die kommende Nacht, mit bunten Träumen zu füllen und sich dabei zu erholen. Und oft treten gerade in solchen Träumen unbewusst Lösungsmöglichkeiten zu Tage.

Atmungstechniken

Zu der eingangs erwähnten Atemtechnik in einer akuten Situation, gibt es auch noch folgende Techniken, welche bei Angstzuständen helfen.

Technik 1:

Man setzt sich entspannt, aber aufrecht hin. Nun legt man eine Hand auf den Bauch und die andere auf den Brustbereich. Tief durch die Nase einatmen. Der Bauch wölbt sich währenddessen nach vorne, der Brustbereich bewegt sich dabei aber kaum. Bis 5 zählen und stoßartig fünf Mal durch den Mund ausatmen. Diese Übung fünfmal wiederholen.

Technik 2:

Man steht aufrecht und lässt die Arme locker an den Seiten herab hängen. Nun atmet man dreimal hintereinander durch die Nase stoßartig ein. Der Bauch wölbt sich wieder nach außen. Nun dreimal stoßartig durch den Mund ausatmen. Bauch wird flach. Drei Mal täglich diese Technik für je 3 Minuten durchführen. Dabei kann sich im Mund ein Sekret sammeln, welches unbedingt ausgespuckt werden soll.

Technik 3:

Man stellt sich wieder aufrecht hin, zählt bis fünf und atmet tief und entspannt durch die Nase ein. Anschließend zählt man bis sieben während man durch den Mund ausatmet. Auf die Schultern achten. Diese sind ebenfalls entspannt und herunten bzw. zieht sie nun bewusst herunter. Fünf Wiederholungen. Danach lässt man die Schultern extra kreisen - Fünfmal im Uhrzeigersinn und Fünfmal gegen den Uhrzeigersinn.

Durch tiefes Einatmen wird dem Körper mehr Sauerstoff zugeführt. Dadurch können Ängste und Anspannungen aufgelöst bzw. besser und leichter unter Kontrolle gebracht werden. Auch das Nervensystem wird durch die Atmung beeinflusst. Das parasympathische Nervensystem wird stimuliert, wodurch sich der Körper entspannt.

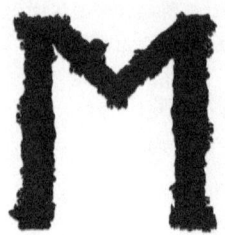

Meditationen

Meditation gegen Ängste

Negatives loslassen kann man auf unterschiedliche Arten.
Dabei kann man sich auch die verschiedensten Arten visualisieren (bildlich vorstellen). Man kann diese entweder in die tägliche Hausarbeit bzw. im Alltag einbinden, oder eben eine spezielle Meditation daraus machen. Vor allem, wenn es um Ängste geht, würde ich zumindest am Anfang dieser Arbeit mit einer extra Meditation beginnen. Da man sich dafür extra Zeit nimmt, wird einem die Tragweite umso bewusster, umso spezieller oder ausgefallener die Visualisation ist.

Ängste werden oft krampfhaft und sehr stark festgehalten. Auch wenn man sie loswerden möchte, so klammert man sich doch unbewusst aus den verschiedensten Gründen (Kindheit, Trauma usw..) daran. Daher visualisiert man nun mit Helium gefüllte Ballons, welche man dann steigen und davonfliegen lässt.
Die Anzahl der Ballons ist nicht maßgebend. Ein Ballon nach dem anderen wird nun mit einem Namen versehen. Und zwar mit den Ängsten, die einen plagen. Zum Beispiel heißt der erste Ballon: Angst vor XY Krankheit. Der nächste Ballon vielleicht Angst, verletzt zu werden. Existenzangst usw - aber auch, vermeintlich "kleine" Ängste. Keine Angst ist zu klein, keine zu groß. Also vielleicht auch, Angst, rot zu werden, Angst, jemanden anzusprechen usw. Fällt einem nichts mehr ein, kommt noch ein letzter Ballon mit der Bezeichnung, Angst vor Unbekanntem. Ein Ballon nach dem anderen steigt nun einzeln in den

Himmel. Existenzangst (Beispiel) steigt hoch, fliegt höher und höher, bis er schließlich ganz verschwunden ist. Dann kommt Prüfungsangst usw. Zum Schluss kommt der letzte Ballon mit den unbekannten Ängsten. Bleiben noch unbenannte Ballons übrig, so werden auch diese losgelassen. Das sind die unbewussten Ängsten, welche im verborgenenen schlummern, und welche man (noch) nicht benennen kann. Diese steigen nun gemeinsam und mit einem Loslassen gen Himmel.

➢ Gegen bestehende Ängste
➢ Gegen Ängste, welche sich noch nicht manifestiert haben
➢ Gegen neue Ängste
➢ Gegen Probleme
➢ Für Lösungen
➢ Um Loslassen zu können
➢ Um wieder Durchatmen zu können

Schutzmeditation

Diese Meditation wurde in der Du Form verfasst, um einen persönlicheren und tieferen Zugang herzustellen. Man kann sich diese Zeilen vorlesen lassen, selbst aufnehmen, oder sich im Video anhören und dabei entspannen (Link im Anhang).

Entspanne dich. Schließe deine Augen. Atme tief ein und langsam aus. Du bist ruhig und entspannt. Atme noch einmal tief ein und wieder aus. Atme entspannt und ruhig weiter. Du entspannst dich immer mehr. Du fühlst dich wohl. Alles ist gut.

Du spürst deine Unterlage, worauf du liegst oder sitzt. Du fühlst dich geborgen und in Sicherheit. Alle Sorgen sind weit weg. Du merkst, wie sie sich immer weiter entfernen. Du bist jetzt hier und weißt, dass du sicher bist. Sicher und beschützt. Jetzt ist alles gut. Dein Atem ist ruhig. Du atmest ganz entspannt. Nun kannst du deine Aufmerksamkeit nach innen lenken. Lass dich fallen. Du bist sicher und in Geborgenheit. Es geht dir gut. Du streckst dich einmal wohlig durch. Alles ist gut.

Dein Atem ist ruhig. Und bei jedem Ausatmen, entspannst du dich mehr und mehr. Deine Muskeln werden nun locker und entspannt. Du fühlst mit jedem Atemzug, wie du mehr und mehr loslässt. Alles ist in Ordnung. Du fühlst dich gut, sicher, wohl und entspannt.

Visualisiere nun, wie vor dir eine Lichtkugel entsteht. Es ist ein sehr helles, aber warmes, nicht blendendes Licht. Du erkennst, dass sich darin nun etwas materialisiert. Es ist eine Truhe. Eine wunderschöne Schatztruhe, genau so, wie du dir eine vorstellst, von der du weißt, dass sich darin etwas ganz Besonderes befindet. Du trittst näher. Das Licht verblasst und es ist eine ganz eigene, besondere Stimmung. Der Moment, in dem du nun die Truhe öffnest ist gekommen. Du hebst den Deckel und entdeckst darin einen Umhang, einem Mantel ähnlich. Er wurde extra für dich erstellt. Dieser Mantel ist etwas ganz Spezielles. Ab sofort kann er dich, sobald du ihn benötigst, beschützen. Sobald du ihn anlegst, stehst du unter einem ganz besonderen Schutz. Fertige ihn in deinen Gedanken so an, dass er dir gut gefällt.
Er ist ein Zaubermantel des Schutzes. Du kannst sein Aussehen oder seine Form nun anpassen. Sei es ein schwerer, roter Samtmantel, ein blauer Seidenumhang, ein spitzenverziertes Jäckchen oder ein bunter Poncho. Es kann auch einfach eine Decke sein, die dich warm hält und dir alle Unsicherheiten nimmt. Es ist dein Umhang, deine Jacke, Decke oder Mantel. Lasse dir dabei Zeit. Worin würdest du dich beschützt fühlen?

Er unterstützt dich nun ab sofort in deinem Leben. Er gibt dir Kraft und Halt, Energie, Trost und Schutz. Wenn du einsam bist, tröstet er dich, wenn du Angst hast, gibt er dir Kraft und Mut, wenn es dir nicht gut geht, legt er sich, wie ein guter Freund, um dich. Je nach Situation und Bedarf, kannst du den Umhang auch jederzeit verändern. Vielleicht brauchst du in einer bestimmten Situation besonderen Schutz, vielleicht möchtest du mal unsichtbar sein. Dieser Mantel ist ab jetzt immer für dich da. Es ist dein Umhang des Schutzes. Er leuchtet nun im warmen, reinigendem

Licht. Auch böse Worte, Gedanken und selbst magische Verstrickungen werden damit nun gereinigt und aufgelöst.

Wann immer du nun Schutz, Trost oder einfach das Gefühl benötigst, nun einen guten Freund an deiner Seite zu haben, der seinen Arm um dich legt, legst du diesen Mantel an. Ob unterwegs, unter Menschen, oder zuhause. Negatives prallt nun an dir ab. Schuldgefühle und Angstzustände verblassen, Kraftlosigkeit und Unsicherheit sind nicht mehr relevant.

Möchtest du einem anderen Menschen ebenfalls Schutz zukommen lassen, so kannst du deinen Umhang teilen und ihm die Hälfte geben. Deine Hälfte regeneriert sich sofort wieder und du hast wieder ein ganzes Teil. Auch die andere, weggegebene Hälfte wird zu einem ganzen Umhang. So, wie es für die andere Person stimmig ist. Wenn du die andere Person nicht direkt fragen möchtest, frage sein höheres Selbst, ob dieser Schutz in Ordnung geht und du ihn an diesen Menschen weiterreichen kannst, da nicht jeder Mensch Hilfe oder Schutz haben möchte. Auch wenn dies oft unverständlich ist, so ist dies dennoch zu akzeptieren.

Sobald du an den Umhang denkst, wird er sich an dich schmiegen, sich um dich legen. Brauchst du ihn nicht, kannst du ihn wieder in die Truhe legen. Die Truhe bewahrst du in deinem Herzen auf. Auch wenn du Ruhe, Entspannung und Erholung benötigst - ist der Umhang immer für dich da. Er hilft und beschützt dich und gibt dir Kraft und Stärke, wann immer du es brauchst.

Du verweilst nun noch eine Weile in diesem wohligen Zustand. Atmest noch einmal tief ein und aus und kommst dann langsam wieder im Hier und Jetzt an. Es geht dir gut. Alles ist in Ordnung. Alles ist gut. Du bist beschützt und fühlst dich wohl. Ein letztes Mal einatmen, ausatmen. Öffne nun die Augen und setze dich langsam auf (außer du bist dabei eingeschlafen, was aber auch nicht weiter schlimm ist), trinke etwas und iss eine Kleinigkeit.

> Bei Angstzuständen

- ➢ bei Trostlosigkeit
- ➢ bei Traurigkeit
- ➢ bei Einsamkeit
- ➢ wenn man Schutz benötigt
- ➢ um Kraft, Hilfe, Mut, Trost und Schutz zu bekommen
- ➢ um Hilfe und Schutz weiter zu geben

Wolken des Loslassens

Optimal wäre es, wenn man sich dafür auf eine Wiese oder Feld legen, oder sich auf eine Bank setzen kann. Entspannt sich und sieht gen Himmel. Auch wenn ein wolkenloser Himmel etwas wunderbares ist, so bräuchten wir für diese Aufgabe dennoch einige Wölkchen.
Auf jede Wolke, die man sieht, schickt man seine Sorgen und Ängste, um dann zu sehen, wie sie weiterzieht. Das macht man so lange, bis man das Gefühl der Erleichterung verspürt. Hat man keine Gelegenheit, sich auf eine Wiese zu legen, setzt man sich auf den Balkon oder lehnt sich aus dem Fenster, um die Wolken zu beobachten.

Selbstverständlich kann man diese auch visualisieren. Man stellt sich Wolken vor und bestückt diese mit den einzelnen Sorgen und Befürchtungen. Danach lässt man sie weiterziehen. Lässt sie treiben und sieht ihnen nach, wie sie vom Wind weggetragen werden, bis sie sich schließlich auflösen. Beobachtet von Außen. Ohne zu bewerten. Ohne sich reinzusteigern. Lässt einfach los.
Der Vorteil daran ist, dass man mit dieser Visualisierung vom Wetter unabhängig ist. Man kann diese Übung jederzeit und überall durchführen, zu jeder Tages- und Nachtzeit, ob die Sonne scheint, es stürmt oder schneit. Und wenn man Ängste loswerden möchte, sollte es rasch sein und man sollte nicht erst auf das richtige Wölkchenwetter warten müssen.

Tipp

Viele meinen, dass das Gegenteil von Angst nicht Mut ist, jedoch ist es hilfreich, wenn man sich eine Liste mit mutigen Handlungen erstellt. Aktionen, welche man für sich selbst als mutig definiert. Situationen, in denen man über seinen Schatten gesprungen ist, und vielleicht ganz konträr, zu seinem sonstigen Verhalten agiert hat. Oder auch Momente, wo man einfach gehandelt hat und es einem erst im Nachhinein bewusst wurde, dass es mutig war oder es einem andere Personen gesagt hatten. Bei Zeiten von Unsicherheiten oder auch vor Entscheidungen, nimmt man die Liste zur Hand und erinnert sich, dass man schon andere Entscheidungen getroffen hat. Mutig war. Seine Angst bezwungen hatte!

Zauber für den Notfall

Aus meinem Handbuch für Junghexen stammt folgender Zauber. Da ich nicht möchte, dass man sich für spezielle Infos nicht andere Bücher von mir unbedingt kaufen muss, dieser Zauber hier aber optimal dazu passt, füge ich ihn hier ein.

Er ist für den Fall gedacht, dass man rasch negative Energie auflösen möchte, man aber vielleicht auch gerade in einem Raum ist, Meeting, Klassenraum usw., wo man nicht auf der Stelle den Ort verlassen kann.

Dazu denkt man sich folgende Worte (oder spricht sie leise):

"Feuer, Wasser, Luft und Erde
damit die Kraft nun mächtig werde,
zu bannen diese böse Kraft,
auf dass sie mir nun Ruh' verschafft."

Notfall Raum Reinigung

Luft - Fenster und Türen aufmachen und kurz durchlüften
Erde - Bergkristall und Rosenquarz sind sehr kraftvolle energetische Filter. Sie wirken langsam, sind aber sehr effektiv. Negative Energien werden gespalten und gefiltert. Wendet man auch an, wenn man zum Beispiel eine neue Wohnung hat, noch nicht eingezogen ist, und sich nicht ganz sicher ist, ob negative Energien vorherrschen.
Feuer - Mit Salbei, Weihrauch und Birke kann man rasch effektiv räuchern.
Wasser - Man lässt für kurze! Zeit in jedem Raum das Wasser laufen. Sparfüchse gehen von Raum zu Raum und befüllen in jedem Raum einen Krug, in dem es fließendes Wasser gibt. Beide Varianten spülen negative Energien weg. Zusätzlich kann man mit Meersalz die Eingänge und auch alle Fensterrahmen mit Wasser und Salz reinigen.
Äther - Wurden schon mehrere Methoden der Reinigung angewandt, so kann man liebe Freunde, Bekannte, Familienmitglieder einladen, um von neutraler Energie auf positive zu laden. Umso mehr wunderbare Momente in der Wohnung geschehen, umso mehr positive Energien wird es geben.

Zauber gegen negative Energien

Aus dem russischen Schamanismus stammt folgendes Verfahren. Gerade aus schamanischer Sicht gibt es viele Arten, um ein Ei mit einzubeziehen, da man in ihm eine große Energie- und Lebensquelle sieht.

Zauber Ei

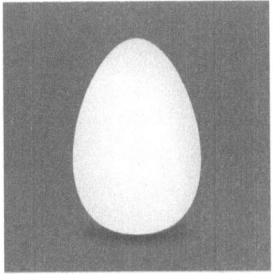

Auf das Ei wird der eigene Name geschrieben und dann neben das Kopfende (oder unter das Bett, auf Höhe des Kopfkissens) gelegt. Dort bleibt es für 7 Nächte. In dieser Zeit wird alles Negative aus dem Körper gezogen. Und zwar genau die negative Energien, welche von anderen Menschen geschickt wurden. Das Ei ist imstande, diese Energie aufzunehmen. Nach sieben Nächten wird das Ei außer Haus gebracht und in ein fließendes Gewässer geworfen. Falls man keinen Fluss oder Bach in der Nähe hat, kann man es auch unter einem Baum vergraben, wobei dieser aber nicht in unmittelbarer Nähe des eigenen Hauses, der eigenen Wohnung stehen sollte. Aber auf keinen Fall sollte das Ei im Haus verbleiben oder gar zubereitet und gegessen werden.

Die folgende Methode mit einem Ei ist schon sehr bekannt.

Ein Wasserglas wird zu ¾ mit Leitungswasser gefüllt. In dieses wird ein frisches Ei geschlagen und vorm zu Bett gehen, neben das Bett gestellt. Am nächsten Morgen kann man nun oft kleine Bläschen und Fäden im Glas erkennen. Das Eiweiß beginnt zu arbeiten. Die Reinigung beginnt. Insgesamt macht man dies sieben Mal. Also mit 7 Eier in 7 Nächten. Danach sollte alles bereinigt sein. Falls nicht, kann man es wiederholen. Wieder beginnend mit Tag 1 - bis Tag 7.

Beide Methoden ähneln der Variante mit dem Salz (siehe Energieerkennung). Mit der zweiten Ei-Methode kann man jedoch auch Krankheiten aus dem Körper ziehen.

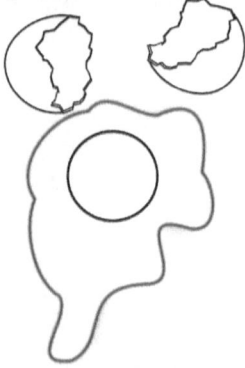

Kerzen Lorbeer Kreis

Es werden 5 Lorbeerblätter und 7 kleine Kerzen (wie für eine Geburtstagstorte) benötigt. Auf jedes Blatt schreibt man je ein Wort dieses Satzes: "Dunkle Magie löst sich auf". Nun erstellt man einen Kreis mit den Kerzen und entzündet diese. In die Mitte legt man das Lorbeer und lässt die Kerzen nun abbrennen. Sind die Kerzen abgebrannt, verbrennt man auch die Lorbeerblätter. Danach wird die Asche in ein fließendes Gewässer gestreut oder unter einer Birke im Kreis um den Baum verstreut.

Tipp

Glockenklang, Rasseln und Trommeln verscheuchen Geister und negative Energien. Damit setzt man die Zeichen, dass Geister den Raum, das Haus verlassen sollen. Zündet man schwarze Kerzen an, wird dieser Prozess dadurch unterstützt. Auch alleine haben die Kerzen allerdings bereits ebenfalls schon diese Wirkung.

Auch als Kleidung hat die Farbe schwarz eine schützende Wirkung. Negative, feinstoffliche Energien können es nicht durchdringen. Von daher trägt man auch seit Urzeiten bei Beerdigungen und in der Trauerzeit Schwarz. Wenn man trauert, ist man in dieser Zeit seelisch um einiges angreifbarer. Nun ist man vor spirituellen Angriffen und negativen Schwingungen geschützt. Dieselbe Wirkung hat übrigens auch Seide. Mit schwarzer Seide wäre man also doppelt auf der sicheren Seite.

Tipp

Bei Albträumen etwas Rosmarin gegen den Uhrzeigersinn um das Bett verstreuen. Getrocknet oder frisch. Dabei visualisiert man, wie man friedlich lächelnd schläft.

Exorzismus

Dieses Thema möchte ich nur kurz streifen, dennoch nicht ganz außer Acht lassen.
Auch in der heutigen Zeit ist ein Exorzismus Gebet noch immer Bestandteil einer normalen Kindertaufe. Das -Gebet um Schutz vor dem Bösen- ist fester Bestandteil der katholischen Kirche über jedem Taufbecken. Wird die Kurzform gesprochen, so entfällt das konkrete Gebet:

> „Weil die Taufe Zeichen der Befreiung von der Sünde und deren Anstifter, dem Teufel, ist, spricht man über den Täufling einen Exorzismus (oder mehrere). Der Zelebrant salbt den Täufling oder legt ihm die Hand auf; danach widersagt der Täufling ausdrücklich dem Satan. So vorbereitet, kann er den Glauben der Kirche bekennen, dem er durch die Taufe ‚anvertraut' wird [Vgl. Röm 6,17]."

Auszug, Zitat- Wikipedia

Da dieses Thema aber keine leichte Kost ist, wollte ich es hier wirklich auch nur am Rande streifen und die Info weitergeben, dass seitens der katholischen Kirche auch heute in unserem sogenannten aufgeklärten Jahrhundert, Kinder, welche getauft werden, ausdrücklich und mit Nachdruck, vor dem Bösen geschützt werden.

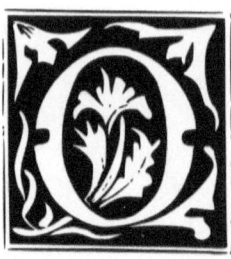

Ouija Brett

Möchte man Geister rufen, aus welchen Gründen auch immer, um sie zu befragen, um Hilfe zu erbitten, um Schutz zu bekommen oder um Rat einzuholen, so kann man dies auch mit Hilfe eines Ouija Bretts tun.

Bei jeder Anrufung oder Geisterbeschwörung sollte man sich allerdings im Klaren sein, dass es ohne weiteres auch sein kann, dass, die Geister, welche man rief, nicht mehr los wird. Dennoch wollte ich diese Möglichkeit nicht vorenthalten.

Mittels eines Ouija oder auch Hexenbrett genannt, kann man Kontakt zu Verstorbenen und Geistern aufnehmen. Durch Anzeigen des Markers auf die Buchstaben können Nachrichten übermittelt werden.
Das Wort Ouija ist wahrscheinlich eine Kombination aus dem französischem Oui = Ja und der deutschen Bezeichnung Ja. Es heißt also Ja-Ja. Weitere Namen sind Witchboard (Hexenbrett), Talking Board, Seelenschreiber oder auch Alphabettafel.

Vorbereitung:

Gedämpfter Ort mit nicht zu viel Sonnenschein. Wird die Anrufung, die sogenannte Séance am Tag abgehalten, so genügt oft schon ein Zuziehen der Vorhänge. Passend dazu kann man natürlich auch Kerzen entzünden. Bevorzugte Zeit ist dafür natürlich der Abend.

Das Hexenbrett wird mittig auf dem Tisch platziert, so dass es von jedem Teilnehmenden gut eingesehen werden kann. Eine Sitzung dauert in der Regel circa 30 Minuten bis eine Stunde. Es sollte eine Stunde allerdings nicht überschreiten. Nicht aus Gründen, dass man dann in die Geisterwelt eingezogen wird, sondern einfach, weil dann die Aufmerksamkeit nachlässt und auch die Gefahr besteht, dass man Poltergeister oder Energien, die einen necken wollen (oder Schlimmeres) leichter anziehen könnte. Übrigens eine Tatsache, die man sich bei jeder Ouija Sitzung bewusst sein sollte. Einen Rundum Schutz gibt es hierbei nicht.
Die Zeit der Sitzung könnte man auch mit Hilfe einer Kerze eventuell auch eines Räucherstäbchens ablesen. Ist die Kerze abgebrannt, beendet man die Sitzung. Dabei natürlich darauf achten, wie lange die Kerze brennt und man keine 12 Stunden Dauerbrennkerze erwischt.

Nun sollte man sich die Fragen überlegen, welche man stellen möchte. Diese notiert man sich am besten, da in der Aufregung diese sonst gerne vergessen werden. Gut wäre es auch, wenn man sich Stift und Papier neben dem Brett platziert. So kann man sich auch die Antworten gleich aufschreiben.

Nun gilt es zu überlegen, welche Person während der Sitzung die Fragen stellt und spricht. Diese Person sitzt dann natürlich genau mittig vor dem Brett.
Kurz vor Beginn sollte auch alles ausgeschalten werden, was die Konzentration und die Stimmung stören könnte (Handy, Türklingel usw).

Ablauf:

Teilnehmer mindestens 2 Personen, besser 3 Personen (aber nicht mehr als 5, höchstens 6 Personen). Aus Gründen des Schutzes und der

Konzentration der Energie sollte man diese Anrufung nicht alleine durchführen.

Die teilnehmenden Personen legen einen (oder auch mehrere Finger) auf die Planchette. Der Sprecher/die Sprecherin beginnt die Sitzung zum Beispiel mit den Worten:
"Ist ein Geist anwesend?" - oder " Möchte uns XY (für eine bestimmte Person) antworten?"
Nicht selten kann es ein Weilchen dauern, bis sich der Marker zur Antwort - JA - begibt. Also etwas Geduld mitbringen. Öfter die Fragen wiederholen. Es gibt aber auch Tage, wo nichts geschieht und sich keine Energie anrufen lässt. Auch kann man dann beginnen, indem man konkret sagt - "Ich rufe XY". Hinweis, anfangs Personen rufen, die man im Leben kannte und bei denen man weiss, dass sie einem gut gesinnt sind/waren, auch wenn dies keine Garantie darstellt, dass sich diese auch melden bzw. sie noch immer dieselben Charakterzüge wie im menschlichen Leben haben.

Achtung: Keine Personen anrufen, die erst kürzlich verstorben sind. Einerseits kann ihre Energie dadurch so gestört werden, dass sie danach hoffnungslos herumirren und nicht wissen wohin und andererseits kann es auch sein, dass man sie sich dadurch an einen selbst bindet und dieser Geist dann, mit etwas Pech, für den Rest des eigenen Lebens, an einem haftet.
Als Faustregel gilt - keine Geister von Verstorbenen anrufen, deren Tod innerhalb des letztes Jahres erfolgte. Erst wenn ein Jahr vergangen ist, kann man ein wenig mehr Sicherheit haben, dass der Geist in der anderen Dimension bereits gefestigt ist.

Hat man nun eine Antwort bekommen, so stellt man die Frage, ob der Geist gut ist und einem wohlgesonnen ist. Erhält man eine positive Antwort, so stellt man seine vorbereiteten Fragen. Bekommt man keine oder ein Nein als Antwort, bricht man die Sitzung sofort ab.

Hat ein "guter" Geist die Fragen beantwortet, bedankt und verabschiedet man sich und beendet die Sitzung, indem man die Planchette auf Goodbye schiebt.

Regeln zur Befragung:

- ❖ Keine Befragung alleine
- ❖ Höflich den Geist einladen
- ❖ Den Geist nie nach seiner Todesart befragen
- ❖ Nie nach dem eigenen Ablebensdatum fragen oder die Todesursache
- ❖ Keine irrelevante oder unwichtige Fragen stellen (z.B. was gibt es morgen zum Mittagessen..oder was denke XY über mich..).
- ❖ Keine "Beweise" für die Anwesenheit des Geistes verlangen (..lass doch ein Buch schweben/aus dem Regal fallen..die Kerze soll ausgehen..es soll im Zimmer regnen usw.).
- ❖ Freundliche und höfliche Verabschiedung.

Beispielfragen, außer, dass man um Schutz oder um Hilfe bittet, könnten so formuliert sein:

- ❏ Wie erfahre ich innere Zufriedenheit?
- ❏ Wie komme ich aus dieser Krise heraus? Was kann ich tun?
- ❏ Wie kann ich meine Kreativität wieder finden? Die Blockade wieder lösen?
- ❏ Was kann ich tun, um meine Spiritualität zu wecken?
- ❏ Wie kann ich eine Lösung für Problem XY zu finden?

Extra Hinweise

Obwohl die Ouija Bretter in der Norm von Spielzeugfirmen hergestellt und sie zum Großteil von Jugendlichen genutzt werden, bedeutet es nicht, dass es ein Spielzeug und ungefährlich ist. Eine Sèance kann sich auf die Teilnehmer sehr unterschiedlich auswirken. Gerade die Psyche kann dadurch sehr in Mitleidenschaft gezogen werden. Deshalb sollten psychisch labile Personen an keiner Ouija Sitzung teilnehmen. Psychosen, Depressionen, psychische Unregelmäßigkeiten könnten durch die Teilnahme an so einer Anrufung negativ verstärkt werden oder wenn man diese auch nicht hat, sogar hervorgerufen werden.

Auch einer Teilnahme daran unter Drogen- oder Alkoholeinfluss ist dringend abzuraten, auch ist es weder ein Partyspaß, noch für Kinder geeignet.

Möchte man kein Ouija Brett kaufen, kann man es sich auch leicht selbst machen. Eine Möglichkeit dafür wäre zum Beispiel wenn man sich dafür eine Gießform besorgt und es einfach mit Gießharz/Resin ausfüllt. Die Arbeit mit einem Zwei-Komponenten Harz setzt allerdings etwas Erfahrung damit voraus.

Eine andere Variation gibt es hier zu lesen:

Hexenbrett - Ouija selbst herstellen

Material:

Holzbrett 40 x 40 oder 60 x 40, je nach Gefallen. Auch ein rundes Brett kann eine Option sein.
Lötkolben zum Holzbrennen
Bleistift
Kleines Stück Holz
Klarlack

Herstellung:

Um ein perfektes Gleiten der Planchette auf dem Holz zu gewährleisten, ist darauf zu achten, dass die Oberfläche des Bretts glatt ist. Sollte dies noch nicht der Fall sein, das Holz zuerst glatt schleifen. Anschließend mit dem Bleistift das Alphabet und auch die Zahlen von 0 bis 9 in einem Halbkreis am Brett vorzeichnen.
Links und rechts davon kann man für rasche Antworten auch die Antworten JA und NEIN, sowie Hallo - und - Auf Wiedersehen/Goodbye platzieren.

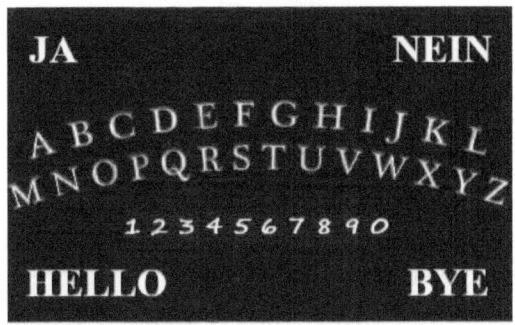

Um es sich etwas leichter zu machen, kann man es sich zuerst auch auf ein Blatt Papier zeichnen, welches man auflegt, um für eine optimale Einteilung der Buchstaben und der Zahlen zu sorgen.

Nun brennt man die Vorskizzierung mit dem Brennkolben ein. Man könnte die Vorzeichnungen natürlich auch nur mit Stiften oder Acrylfarben ausmalen, so dass keine gebrannte Gravierung notwendig ist. Auch beim Brennen mit dem Lötkolben sollte man vorher etwas üben, damit ein gleichmäßiges Schriftbild entsteht.

Auch das restliche Brett kann man nach eigenem Gefallen, nach Lust und Laune verzieren. Ob mit Symbolen, Schutzzeichen, Runen - der eigenen Kreativität sind hier keine Grenzen gesetzt.

Danach das Brett trocknen oder auskühlen lassen und mit Klarlack besprühen oder bestreichen. Gut trocknen lassen. Bei Arbeite mit Lack immer auf ausreichende Belüftung achten, falls man nicht die Möglichkeit hat, die Arbeiten ohnehin im Freien durchzuführen.

Bei der Form der Planchette wäre ein Dreieck am optimalsten.

Nahrungsmittel

Essen, welches beruhigt und entspannt?
Auch das gibt es. Dabei denke ich nun nicht nur an Schokolade ;-).

Süß

Schokolade

Doch auch Schoki kann enorm beruhigend sein. Bitte immer alles mit Maß und Ziel. Doch **Schokolade** beruhigt erwiesenermaßen die Nerven. Einige Stücke langsam im Mund zergehen lassen und nach einigen Minuten wird man deutlich entspannter. Dunkle Schokolade mit hohem Kakaoanteil (mindestens 70 Prozent) unterstützen diesen Prozess und hält zudem auch noch jung. Zartbitterschokolade stärkt zudem das Gedächtnis, kann das Krebsrisiko senken, da giftstoffbindend, stärkt das Herz, unterstützt bei Eisenmangel, macht länger satt und senkt sogar das Risiko eines Schlaganfalls. Doch vor allem, um beim Thema dieses Buches zu bleiben, hebt die dunkle Schokolade die Stimmung, entspannt und mindert Stress. Bitterschokolade enthält einen hohen Anteil an Serotonin. Serotonin, auch Glückshormon genannt, sorgt für eine ausgeglichene Stimmung, reguliert den Appetit, unterstützt den Schlaf und hilft bei Depressionen.

Honig

Honig unterstützt die körpereigene Serotoninbildung. Er stärkt das Immunsystem, enthält Vitamin B und wirkt entspannend. Bitte bei Honigkauf immer darauf achten, dass er aus biologischer Herkunft stammt.

Scharf

Chili

Als auch scharfe Pfefferoni, Wasabi und Kren (Meerrettich), sind scharfe Zutaten, welche dem Körper dazu bringen, dass er denkt, dass, wenn man diese Sachen isst, man Schmerzen hat. Aufgrund dessen, schüttet der Körper deshalb Endorphine aus. Diesen sollen den Schmerz, den wir empfinden mildern. Diese Endorphine, welche nun ausgeschüttet werden, erhellen wiederum die Stimmung.

Beerig

Beeren und Trockenfrüchte

Ob getrocknet oder frisch, auch sie enthalten Serotonin. Da sie ebenfalls oft sehr süß sind, sind sie auch sehr gut gegen Heißhungerattacken geeignet, da sie dadurch die Lust auf Zuckerspeisen oder zuckerhaltige Getränke abfangen und somit mildern.

Sauer

Sauerkraut

Sauerkraut oder auch in Kombination mit saurem Hering, unterstützt ebenfalls die schnelle Serotoninaufnahme. Da 95 % des Glückshormons im Darm gebildet werden, hilft Sauerkraut auch hier, um die Darmflora im Gleichgewicht zu halten oder zu bringen.

Obst

wie Bananen, Äpfel und Avocados sind die Glücksmacher schlechthin. Ebenfalls sehr gut geeignet, um die Stimmung zu heben ist eine Ananas. Ob als Frucht genossen, oder als frisch gepressten Saft - nicht nur ein Gute Laune Snack oder Smoothie, sondern immer auch ein Genuß.

Zudem helfen auch Tee, Nüsse und Vollkornprodukte.

Natürlich keine Garantie auf Vollständigkeit der Aufzählung.

Bleiben wir gleich beim Essen. Wenn schon die Zutaten aufgezählt werden, warum nicht einen kleinen Snack zubereiten?

Grüne Überraschung

1-2 Personen

1 Avocado
Vollkorntoast, 2-3 Scheiben
½ Zwiebel
1 Zehe Knoblauch
etwas Butter oder Öl, Salz, Pfeffer
Saft einer halben Zitrone
Koriander, frisch

Die Frucht wird halbiert und der Kern entfernt. Mit einem Löffel löst man das Innere der Avocado, gibt es in eine Schüssel und fügt einen Spritzer Zitronensaft hinzu. Mit Salz und Pfeffer würzen und einige Blättchen des Koriander, gewaschen und gezupft, kommen ebenfalls hinzu. Alles gut miteinander verrühren. Nun wird in einer Pfanne das Öl heiß gemacht, die Zwiebel und der Knoblauch fein geschnitten und kurz angebraten. Aus der Pfanne nehmen. Die Toastscheiben hineinlegen, ebenfalls kurz auf beiden Seiten anbraten. Toastscheiben mittig, diagonal durchschneiden, den glasierten Zwiebel mit dem Knoblauch auf die Scheiben, darauf nun die Avocadomischung verteilen und mit einigen Korianderblättchen garnieren.

Eine andere Variante wäre, wenn man den Toast in einem Toaster toastet, oder ihn mit der Zwiebel-Knoblauch Mischung bestreicht und die Scheiben im vorgewärmten Backrohr, solange erwärmt, bis sich der typische Duft von Knoblauch breit macht oder bis einem das Toastbrot durch genug ist. Dauert wenige Minuten. Je nachdem, ob man es eben lieber etwas weicher oder etwas knuspriger mag.

Eine rasche und sehr leicht gemachte Vorspeise:

Tofu Pilz Ei

1-2 Steinpilze
Tofu, alternativ wäre auch Speck oder Schinken denkbar
1-2 Eier
Salz, Pfeffer,
etwas Öl

2 Scheiben Vollkorntoast
Eine Prise Oregano

Den Steinpilz putzen, den Stiel von Gräser befreien und blättrig schneiden und in etwas Öl anbraten. Den Tofu, natur oder geräuchert (oder den Speck/Schinken) hinzufügen. Alles kurz mischen und etwas anrösten. Die Toastscheiben würfelig schneiden und mitrösten. Nun werden die Eier in die Pfanne geschlagen. Mit Salz, Pfeffer und etwas Oregano würzen, mit Kräutern garnieren und anrichten.

Steinpilze sind ebenfalls hervorragende Glückshormonausschütter. Zudem enthalten sie viel Vitamin D, entwässern, stärken die Knochen, enthalten viel Eisen und sind sehr eiweißreich. Denkt man an Pilze, denkt man meist an den Herbst oder zumindest den Spätsommer. Doch manchmal kann man diese Delikatessen auch schon im Mai finden. Da alle Wildpilze radioaktive Stoffe und Schwermetalle speichern, wird geraten, sie nicht öfter als einmal die Woche zu genießen. Da man sie nicht das ganze Jahr über frisch zubereiten kann, ist dies deshalb aber kein Drama und so kann man sie getrost und ohne schlechtem Gewissen voller Freude zubereitet essen.

Bei innerer Unruhe und depressiven Verstimmungen hilft, wenn man täglich frischen Kürbissaft mit etwas Honig zu sich nimmt. So lange einnehmen, so lange die Verstimmungen andauern bzw. sie sich bessern.

Quellen und Buchtipps

- Schwarz, Aljoscha A. / Schweppe Ronald P.: Natürlich heilen mit Weihrauch; München 1998, 91f
- Huber, Franz X.J./ Schmidt, Anja: Weihrauch, Styrax, Sandelholz. Das Erlebnisbuch des Räucherwerks; Bern – München – Wien 1999, S. 190f.
- Rätsch, Christian: Weihrauch und Copal. Räucherharze und -hölzer. Ethnobotanik, Rituale und Rezepturen; Baden und München 2004, S. 39, 43, 52
- Borwin Bandelow. Das Angstbuch

- Edmund J. Bourne, Arbeitsbuch Ängste und Phobien
- Jakob Oertli. Schamanisches Praxisbuch
- Silja. Das Buch der grünen Magie
- https://www.assmann-stiftung.de/wenn-bittere-schokolade-den-blutfluss-erleichtert-flavonoide-der-primaerpraevention-von-schlaganfall-und-koronaren-herzkrankheiten-64/

Bücher, die von Hexe Myriala erschienen sind

Liebeszauber

Schutzzauber

Handbuch für Junghexen

Zauberhafte Erste Hilfe

1000 Interessen You Tube Kanal - Hexen lernen

Disclaimer / Haftungsausschluss
Verwenden Sie die Informationen nicht als alleinige Grundlage für gesundheitsbezogene Entscheidungen. Fragen Sie bei gesundheitlichen Beschwerden immer Ihren Arzt, Heilpraktiker oder Apotheker. Die Anwendungen in diesem Buch werden ohne direkte fachkundige redaktionelle Begleitung und Kontrolle bereitgestellt. Beiträge können falsch sein und möglicherweise gesundheitsgefährdende Empfehlungen enthalten. Nehmen Sie Anwendungen der Heilpflanzen nicht ohne Absprache mit einem Arzt oder Apotheker vor.

Bitte um Beachtung, dass in allen Texten über Heilpflanzen, Kräuter und Gewürze und deren Anwendungen kein Anspruch auf Vollständigkeit oder Richtigkeit erhoben wird. Alle Angaben stellen nur Auszüge dar, daher können wichtige Informationen ggf. nicht genannt sein.

Es wird ausdrücklich darauf hingewiesen, dass keine Heil- oder Gesundheitsberatung durchgeführt wird. Durch neue Erkenntnisse können sich einige als heilwirksam bekannte Pflanzen auf der anderen Seite auch als gesundheitsschädlich herausstellen. Einige Heilkräuter und -pflanzen können giftig wirken. Bevor man sich selbst mit Heilkräutern/-pflanzen behandelt, sollte man seinen Arzt befragen, welche Nebenwirkungen oder auch Wechselwirkungen mit anderen Medikamenten auftreten können.

Wichtig: Die Anwendung eines Rituals ersetzt weder eine schulmedizinische Diagnose, noch eine schulmedizinische Behandlung. Rituale können lediglich unterstützend eingesetzt werden und können ärztlich verschriebene Medikamente oder Therapien nicht ersetzen.

- *Myriala*

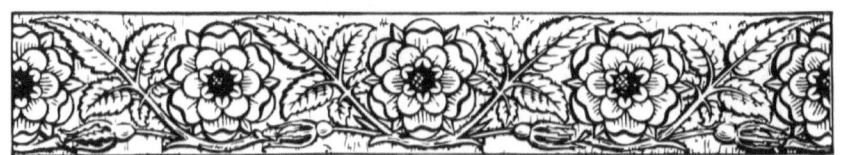

Blessed Be

Myriala

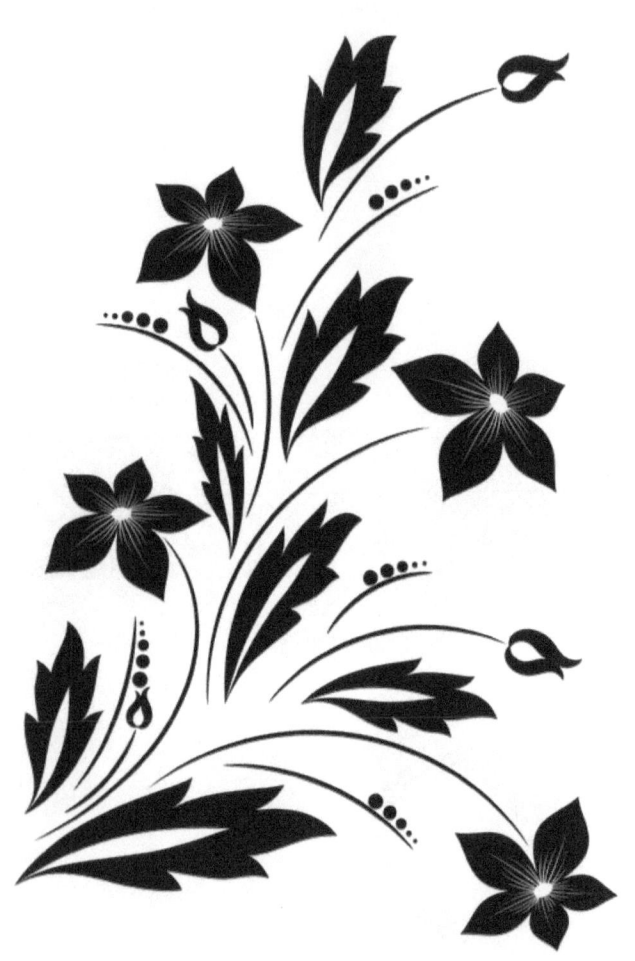